名医に学ぶ

老人の皮膚疾患
診かた・治しかたのコツ

東北大学大学院教授
田上 八朗 著

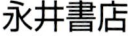
永井書店

まえがき

　医学の中でも皮膚科学は目に見える臓器である皮膚を対象とするため，皮膚の変化すべてに名称をつけて記載しており，その病名も二千にものぼるといわれています．つまり，もっとも多い疾患をカバーする医学分野です．まず誰を見ても，皮膚疾患のないひとなどありません．しかも，長い年月，いろいろの刺激の多い環境で暮らしてきた老人の皮膚はまさに皮膚疾患博物館と言えるくらい，さまざまな疾患のオンパレードです．そのバリエーションまでいれると人それぞれの個性を反映し，無限ともいえます．

　この本は，お年寄りの皮膚にみられる疾患の中から重要なものを選び出し，私なりに診断と治療のコツを述べてみたものです．もちろん，総合的な老人皮膚科学の教科書ではありませんし，老人の皮膚疾患をすべてカバーすることも目的とはしていません．

　はじめ，この企画を引き受けた段階では，さほど疾患数の多いことに思い至りませんでしたが，まとめはじめてみると一般の皮膚科学教科書の疾患のほとんどを網羅しなければならないほどに，老人の皮膚疾患が多いことに気づかされました．若者より，断然種類が多いのです．そのため皮膚科学を学ぶ人，一般の医師を対象とする当初の目的からすると，どこかで線を引かざるをえないことは当然です．まずは，あくまで著者の考えにもとづき，選択しまとめてみました．とくに，第2章は，患者さんがあまり訴えないことの多い皮疹で，老人を診ていて気づくものを頭から足先まで並べてみました．ひとまず，それぞれの図をみて，その臨床像と症例の病歴から，一度は診断名を考えてみてください．そのうえで，各説明の項へと，お入りいただくと全体の理解がゆきやすいと思います．

　本書は，著者が読者と老人の皮膚疾患を診ながら，診断と治療のコツを語るというかたちの実際的入門書として，まとめあげました．その特色を生かすべく，重要なポイントは繰り返して述べることをいとわず，何度でも同じことを強調しています．これからますます，お年寄りの皮膚疾患は増えてくると予想されます．その日常の診療に，すこしでも，お役立てば幸いです．

　　平成13年3月

　　　　　　　　　　　　　　　　　　　　　　　　　　田　上　八　朗

目　次

1. 皮膚の老化 …………………………………………………………… 1
   - 1・1. 老人とは　1
   - 1・2. 老化皮膚の特徴　3
     - 1・2・1. 単に老化した皮膚の変化　3
     - 1・2・2. 光老化の皮膚　3
     - 1・2・3. 老化皮膚の組織学的特徴　5
       1) 単に老化した皮膚　5
       2) 光老化の皮膚　6
     - 1・2・4. 老化した皮膚の機能的特徴　7
       1) 角層のバリア機能　7
       2) 角層水分保持能　9
       3) 皮脂の分泌　9
       4) 発汗機能　9
       5) 感覚機能　10

2. 年寄りの皮膚の診察 ………………………………………………… 11
   - 2・1. お年寄りとの対応…　11
   - 2・2. 頭のてっぺんから足の先までの診察　13
     - 2・2・1. 顔面の皮膚　13
     - 2・2・2. 口唇と口腔粘膜　24
     - 2・2・3. 頭部の皮膚　26
     - 2・2・4. 頸　部　28
     - 2・2・5. 躯　幹　29
     - 2・2・6. 上　肢　31
     - 2・2・7. 下　肢　32
     - 2・2・8. 外　陰　部　33
     - 2・2・9. 手掌と足底, 手指, 足趾　35
     - 2・2・10. 爪　37

3. 治療薬 ………………………………………………………………… 41
   - 3・1. 外用剤　41
   - 3・2. 内服薬　44

4. 乾燥性の皮膚病変 …………………………………………………… 45
   - 4・1. 老人性乾皮症　45
   - 4・2. 後天性魚鱗癬　48
   - 4・3. 手足の乾燥性の変化　49
     - 4・3・1. 鶏　眼　49
     - 4・3・2. 角質増殖型白癬　49

目次

5. 全身の発疹—薬疹 53
  5・1. 苔癬型薬疹 55
  5・2. 光線過敏性薬疹 57
  5・3. 播種性紅斑丘疹型薬疹（発疹型薬疹） 59
  5・4. 蕁麻疹型薬疹 60
  5．5. 薬疹の治療 60

6. 広範囲のかゆい皮疹 61
  6・1. 老人性瘙痒症；乾皮症性湿疹 61
  6・2. 貨幣状湿疹 63
  6・3. 痒　　疹 65
  6・4. 疥　　癬 67
  6・5. 紅 皮 症 69
  6・6. 蕁 麻 疹 72
  6・7. 精神障害によるかゆみ 72

7. 限局性のかゆい皮疹 73
  7・1. 湿疹性皮膚炎 73
    7・1・1. アレルギー性接触皮膚炎；湿疹 74
  7・2. 露出部のかゆい皮疹 77
    7・2・1. 脂漏性皮膚炎 77
    7・2・2. ステロイド酒皶，酒皶様皮膚炎，口囲皮膚炎，
        ステロイド皮膚症 78
    7・2・3. 光線過敏症 79
  7・3. 陰股部のかゆい皮膚炎 82
    7・3・1. 間　擦　疹 82
    7・3・2. 褥裸皮膚炎 83
    7・3・3. 限局性神経皮膚炎；ビダール苔癬 83
    7・3・4. 乳房外ページェット病 84
    7・3・5. 硬化性萎縮性苔癬 85
  7・4. 下腿のかゆい皮膚炎 86
    7・4・1. 鬱滞性皮膚炎；重力性湿疹 86
    7・4・2. アミロイド苔癬 87

8. かゆみのない発赤と紅斑 89
  8・1. 急性の発赤・腫脹 89
    8・1・1. 丹毒，蜂窩織炎 89
    8・1・2. 壊死性筋膜炎 90
  8・2. 慢性の紅斑性病変 91
    8・2・1. 酒　　皶 91
    8・2・2. 乾　　癬 93
    8・2・3. 扁平苔癬 93
    8・2・4. 菌状息肉症 94
    8・2・5. シャンバーグ病 97
    8・2・6. 血管肉腫 98

9. 水疱と糜爛 99
  9・1. 虫　刺　症 99
  9・2. 水疱性類天疱瘡 101

9・3．瘢痕性類天疱瘡　103
　　　9・4．後天性表皮水疱症　104
　　　9・5．糖尿病性水疱　104
　　　9・6．帯状疱疹　104
　　　9・7．晩発性ポルフィリン症　106
　　　9・8．後天性リンパ管腫　107

10．皮膚の糜爛と潰瘍　109
　　　10・1．口角炎　109
　　　10・2．褥瘡　110
　　　10・3．血管の異常　111
　　　　　10・3・1．閉塞性動脈硬化症　111
　　　　　10・3・2．アテローム性塞栓；コレステロール塞栓　112
　　　　　10・3・3．静脈性下腿潰瘍　112
　　　　　10・3・4．皮膚血管炎　112

11．斑をなす皮疹　115
　　　11・1．黄白色斑　115
　　　11・2．角化性局面　117
　　　　　11・2・1．良性の角化性腫瘍　117
　　　　　11・2・2．日光性角化症　117
　　　　　11・2・3．ボーエン病　119
　　　　　11・2・4．ミベリ汗孔角化症　120
　　　　　11・2・5．表在性基底細胞癌　121
　　　11・3．瘢痕状の硬結　121

12．皮膚の結節と腫瘤　123
　　　12・1．ふつうの皮膚色の結節・腫瘤　123
　　　　　12・1・1．良性上皮性腫瘍　123
　　　　　12・1・2．良性間葉系腫瘍　124
　　　12・2．短期間に大きくなってきた皮膚の結節と腫瘤　125
　　　12・3．黒褐色の結節の腫瘍　126
　　　12・4．赤い結節と腫瘤　128
　　　　　12・4・1．皮膚リンパ球腫　128
　　　　　12・4・2．サルコイドーシス　128
　　　　　12・4・3．間葉系悪性腫瘍　130
　　　12・5．糜爛・潰瘍や痂皮のみられる赤い結節と腫瘤　130
　　　　　12・5・1．血管拡張性肉芽腫　130
　　　　　12・5・2．感染性肉芽腫　131
　　　　　12・5・3．ケラトアカントーマ　132
　　　　　12・5・4．扁平上皮癌　133
　　　　　12・5・5．そのほかの悪性腫瘍　134

参考文献　135
索引　137

1. 皮膚の老化

1・1. 老人とは

　「村の渡しの船頭さんは，今年六十のおじいさん」という昔の童謡が記憶に残っています．かつての日本では，一般に60歳は年をとってもう「櫓を漕ぐことも無理な年齢」であったのです．戦後の日本が世界に誇れるものとして，国の経済成長もさることながら，国民の平均寿命の伸びがあげられます．国民の衛生状態の向上と健康の増進により，老人達の人口比率で占める割合の少なかった時代はもう遠くへ過ぎ去ってしまいました．今後，老人の占める割合はますます増え，2020年頃には4人に1人が65歳以上になると言われています．ですから日本は「年寄りの社会」と言ってもよい状況ができあがってくることでしょう．

　男性の戦死した数が多いため，戦争に行かなかった女性だけでの数字で見ると，約50年前，第二次世界大戦直後の日本人の平均寿命は50歳そこそこでした．今や世界一の長寿国として女性の平均寿命は80歳を越えています．総人口における65歳以上の人達が占める割合は，50年前にはわずか5％であったものが15%から20%に近づこうという状況にあります．一方，30%近かった14歳以下の子供の占める割合は人

口の15%程に低下しました．

　年齢的に老人とする線をどこで引くかは，時代によっても社会によっても違います．極端なことをいえば，生物は生まれるとともに，その老化ははじまります．しかし生物学を目的論的にみれば子孫をつくり，それぞれの生物が新たに生まれ変わってゆくことにあり，子孫ができるるとともに，その個体の使命は終わったことになります．その意味では思春期から20歳過ぎで生物体としてのヒトの一生もおしまい，あとは余生であるともいえます．

　さて，現在の社会で皮膚だけを観察してみると，日本人では30歳ぐらいまでは，皮膚科学的に老化といえる変化はあまり見られません．そこからの年月，その人の本来もっている遺伝形質に加え，それまでの生活様式，生活環境，職業，暮らしている社会などの影響が加わり老化の変化がではじめます．そのなかで，昔から老人の皮膚の特徴とされた顔面や手背などにみられる深い皺やシミなど，現在，**光老化**(photoaging)としてとらえられる変化は，野外での活動の多い男性では，この時期から目立ちはじめます．それに比べ，どちらかというと屋内で過ごすことの多い女性では30歳代の後半から，このような変化がみられはじめます．40歳は明らかに中年といえます．その後は，年齢とともに，年齢による変化の度合いが強くなります．

　では皮膚科学的に老人といえる年齢の境界を，一体，どこで引けるでしょうか．女性では閉経をもって生物学的な意味では，もやは子孫を造りうる可能性はまったくなくなりますので完全に老人です．それならば50歳から55歳のあたりです．しかし老人の定義には社会的な要素が加わって決まると考えるのが妥当でしょう．人間社会の発展を反映する時代と共に老人への入り口の線引きが変わってきても当然です．童謡の文句である「今年，六十のおじいさん」の時代では職業の定年も55歳であり，多分，50歳代が初老，60歳代はもう明らかに老人でした．

　しかし，現在は55歳が定年の年齢であっても，60歳代ではまだ若々しく活動している人はたくさんいます．本書では，一応，60歳ではだれもが老人性の皮膚変化をもちうるため，その辺りに人為的な線を引いておきます．

１・２．老化皮膚の特徴

１．２．１．　単に老化した皮膚の変化

　環境からの影響，具体的には紫外線による光老化をいっさい示さない老化した皮膚の変化は，つねに下着に被われて露出する事のない皮膚，とくに，その典型が臀部の皮膚にみられます．そこで見られる**本来の老化**(intrinsic aging)の変化は皮膚が萎縮し薄く，たるみやすくなる傾向があることと，表面がややかさかさと乾燥していることです．指で皮膚を挟んで寄せてみると，沢山の小皺をつくれます．つまり，皮膚の萎縮，たるみやすさ，乾燥が客観的な変化です．

１・２・２．　光老化の皮膚

　太陽光線に含まれる紫外線は放射線と同様皮膚の細胞のDNAに傷害をあたえ，遺伝子異常をおこすため，長期に日光に当たってきた皮膚には特有の変化があらわれます．紫外線でも波長が290から320nmと波長の短く，エネルギーが強いUVBは，夏に日光に当たり過ぎると，皮膚に日焼けの紅斑をつくります．これは皮膚の表皮までしか浸透しませんが，細胞のDNAに直接傷害を起こします．Pyrimidine dimer, 6-4 photoproductなどで，紫外線に当たらなくなるとすぐにDNA修復酵素がこの異常産物をDNAの鎖から切り出し元通りに直すことがふつうですが，あまりに沢山これが作られれば，修復しきらない部分が残ります．このようにして，異常な部分が積み重なって，歳とともにおかしな細胞が出現することになります．

　顔面や頸部，手背など長年の日光照射を受けて，紫外線の慢性傷害を示した皮膚を**光老化**(photoaging)と呼び，本来の老化(intrinsic aging)とは区別されるようになりました．これらは10代まで太陽の下で遊ぶことの多い子供の頃の影響として30代から現れてきます．私自身の経験では，かつては年寄りのいぼと言われた老人性疣贅，現在では脂漏性角化症と呼ばれているシミの手背への出現をみつけたのは30代でした．女性の場合には，スカートをはき，日光の地面からの照り返しを長い間受けてくるため，この変化が脛の皮膚にもみられます．

　つよい光老化の変化を示す顔面の皮膚は，昔から私たちが老人の皮膚の典型と考えてきた翁の面の顔貌に代表されます．褐色や黒色のシミ，すなわち老人性黒子や脂漏性角化症が沢山浮き出て，皮膚の色は全体に黄ばみ，表面がもこもことした盛り上がりを示し，そこに表情にあわせてできていた深いしわがもはや消えなくなっ

て，刻みこまれ，毛穴も目立ってきます（図1-1）．また毛細血管拡張が頬にみられます．表情と無関係にも碁盤の目のようにしわができます．後頚部のものは**項部菱形皮膚**と呼ばれてきました（図1-2）．

　これらは日本人では意識せずに長年にわたり農業や漁業のような戸外で労働をしてきたひとたちや屋外のスポーツをしてきた人達に見られる変化です．また，日本人ではありませんが，地理的に紫外線を浴びやすい地域に住むおなじ黄色人種で，乾燥した北米の砂漠地帯に暮らすアメリカ・インデアン，高地民族であるアンデス山脈のインデオやチベットの人達の中高年の皮膚には，はっきりとみられます．彼らは日本人に比べすでに三，四十歳にして老人のような風貌を示します．

　皮膚の色素が多い黒人でも，長い間日光に当たることをしていれば，このような変化はあらわれてきます．

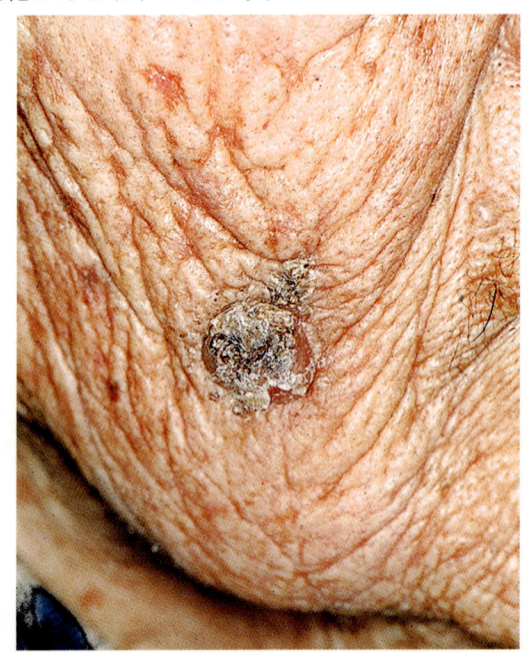

図1-1　光老化の著明な82歳女性の頬．
　深い皺，散在する色素斑（日光性黒子）と鱗屑を付けた腫瘤は日光性角化症由来の扁平上皮癌．また，女性であるが口ひげが濃い．

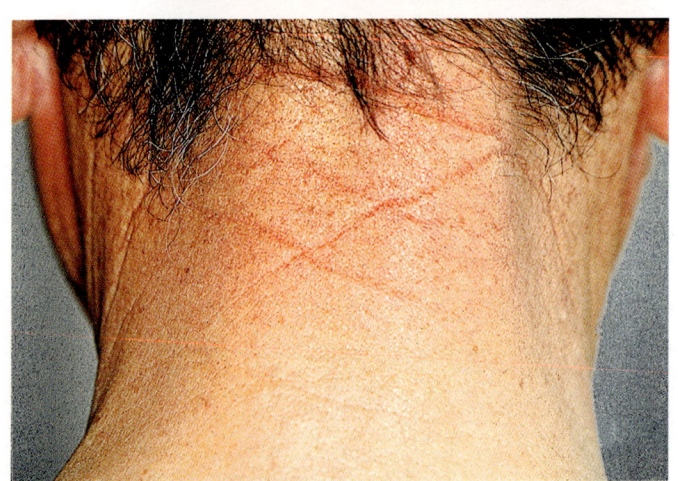

図1-2　74歳男性の項部にみられた項部菱形皮膚．
　衣服の襟に隠れる皮膚の部分には皺がみられない．

1・2・3．老化皮膚の組織学的特徴

1）単に老化した皮膚
（1）表皮の変化

　老化によって皮膚が萎縮することから想像されるほどには，表皮の萎縮は顕著ではありません．萎縮の主体は真皮だからです．確かに，表皮も年齢とともに薄くなる傾向はあります．表皮細胞一個一個のサイズも小さくなります．また　表皮突起が平坦となり，真皮との境界の波打った変化が目立たなくなります．基底層でのケラチノサイトの増殖の程度は低くなり，連動するように角層細胞が剥け落ちてゆくターンオーバー時間も延長します．角層は緊密化し，角層細胞の層数も増える傾向を示します(図1-3)．

　一方，ケラチノサイトの間に存在する樹状細胞で，外界から侵入してくる抗原を捕まえTリンパ球に提示するランゲルハンス細胞の数は4割，メラニン色素をつくるメラノサイトの数は1割程度減少します．

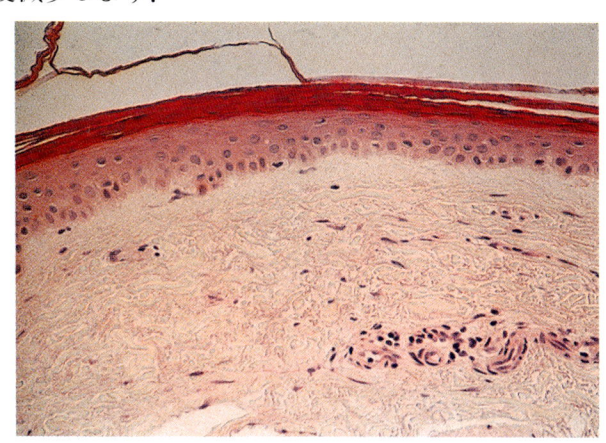

図1-3　66歳男性の下腿伸側．
尋常性魚鱗癬の組織像のように角層は緊密で厚いが，顆粒層はほとんどみられない．表皮は表皮突起がなく平坦にみえる．

（2）真皮の変化

　年寄りの皮膚をつまむと，その厚さが薄く感じられるのは，おもに真皮の萎縮によります．薄くなった真皮には線維芽細胞が減り，コラーゲン線維は疎になります．また，マスト細胞の数は減りますので，ヒスタミンによる膨疹反応も出にくくなります．

　コラーゲン線維の間に張り巡らされ皮膚表面に張りを与える弾力線維は，表皮下の乳頭層での細い網状のものは減るため，弱い張力でも皮膚を引き延ばしやすくなります．それだけでなく，真皮の線維組織が疎になるため，四肢では強い外力で皮膚の表面が簡単にずる剥けをおこしたり，皮膚を軽くものにぶつけただけでも，血管を支持する組織が弱いため，血管にもろに力が加わり，静脈が破れ出血し，出血斑や紫斑をつくりやすくなります(図2-34参照)．

一方，真皮中下層の弾力線維は太くなり数がふえ，枝分かれが増します．若者の皮膚では，からだの成長につれて弾力線維は引き延ばされ，皮膚のゆるみがこないように引き締めていますが，肉体が成長しきってから作られる弾力線維は伸びきった状態にあわせて造られて張り巡らされており，たるんだゴムと同様に皮膚自体を引き締める働きは弱いため，皮膚はたるみやすくなります．

これら線維の間を埋める間質のグリコスアミノグリカンの量はさほど変化しません．この主成分であるヒアルロン酸はその乾燥重量の1,000倍の水分とも結合しますので，一般に信じられているように老人の皮膚の水分量が減ることはありません．むしろ年齢とともに線維成分が減る分だけ，皮膚の水分量は増します．別の言い方をすれば，むくんだ状態になりやすいといってもよいでしょう．

2）光老化の皮膚

（1）表　皮

光老化を示す顔面や頸部の皮膚では，表皮細胞は若者にくらべ，大きさが粒ぞろいでなく，なかには異型性を示すものや配列の乱れもあります．しかし，さほど萎縮は目立ちません．

（2）真　皮

何よりも特徴的な異常は真皮にみられます．ふつうのHE染色標本でも，真皮上層からピンクに染まるコラーゲン線維がなくなり，青く染まる物質に置き換えられます．これは弾力線維染色により異常な弾力線維の集塊であることがわかります．そのため**日光性弾力線維症**（actinic elastosis）と呼びます．これが，肉眼的に光老化の皮膚が黄ばんで見える原因です（**図1-4**）．

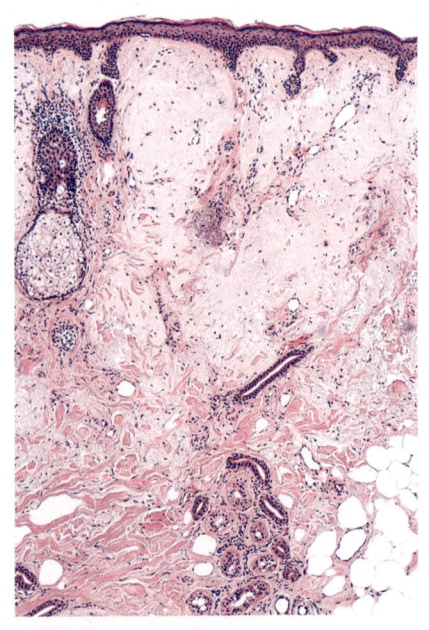

図1-4　光老化の著明な85歳女性の頬にみられた日光性弾力線維症の組織像．
真皮は下層に至るまで薄青くそまる弾力線維に占められている．真皮の毛嚢周囲に単核細胞浸潤を認める．

動物の皮膚での実験では太陽光線の紫外線が当たると，真皮には炎症性細胞が出てきてコラーゲンを分解する酵素を分泌します．生化学的には真皮コラーゲンの主体をなすタイプ１コラーゲンが減り，再生を反映してタイプ３コラーゲンが増えます．

また線維芽細胞はコラーゲンのかわりに弾力線維を造ります．線維芽細胞は線維間を埋める間質物質のプロテオグリカンやグリコスアミノグリカンも大量に造るため真皮は厚くなります．

１．２．４．老化した皮膚の機能的特徴

１）角層のバリア機能

皮膚はケラチノサイトが角化してできあがった薄い蛋白の板状のかたまりである角層細胞が４,５層，積み重なってできた15ミクロンほどの薄いバリア膜である角層により被われています．本来は生きた組織に70％含まれる水分が失われて，ひからび，生命活動ができなくなることを防ぐためです．しかし，このバリア機能は外界から生体に傷害を与える物質の透過や微生物の侵入を防ぐことにも働きます．

もちろん，角層の厚さには身体の部位による違いがあり，手のひらや足の裏では50層以上もある一方，顔面では10層以下，外陰部では５層以下の薄さしかありません（**図1-5**）．ここでは顔面，手掌，足蹠など特殊な部位以外の，軀幹，四肢を広く被う皮膚を代表として述べたいと思います．

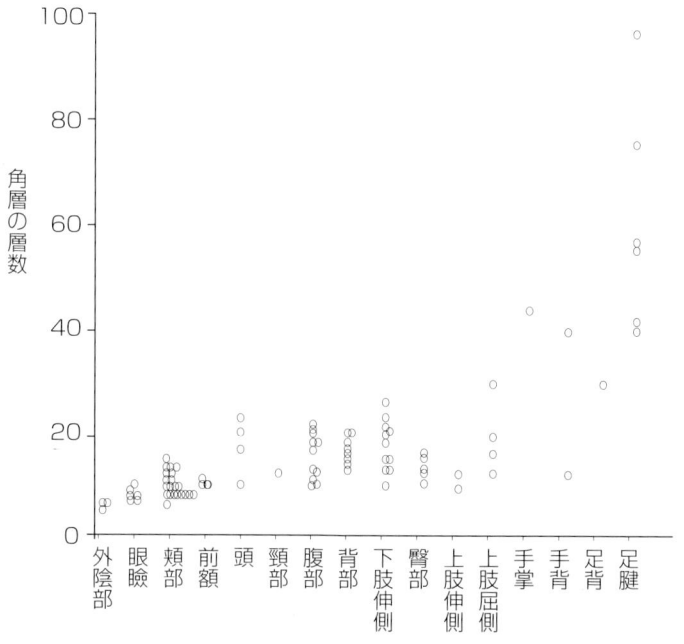

図1-5　体の各部位における角層の細胞層数の比較．

このような皮膚の角層細胞の間の接着構造物であるデスモソームは角層内のタンパク分解酵素の働きにより消化され，普通の皮膚であれば14日ぐらいで表面から角層細胞がバラバラとなって剝け落ちてゆきます．老人の皮膚では角層細胞層数はやや厚く，その分ターンオーバー時間も延長します．角層のターンオーバー時間がゆっくりになるにしたがい，角層を構成する角層細胞はさらに平たくなり表面積を大きくします．したがって，角層を通しての物質の透過通路と考えられている角層細胞間の延長ルートも長くなります．

この角層細胞の間は表皮の最上層にある顆粒細胞の層板顆粒から分泌されたセラミド，コレステロール，脂肪酸の一分子ずつからなる脂質と水とが層状構造をとる細胞間脂質で埋められており，この存在により生体組織に必要な70%の水分の喪失も防がれ，外界からも分子量500以上の物質の侵入も防がれています．このような働きをバリア機能と呼びます．したがって，発汗がないような条件でも表皮を通じて失われてゆく微量な水分を経表皮水分喪失(transepidermal water loss，TEWL)と呼んで，これを測定し角層のバリア機能の指標に用いています．老人の皮膚の細胞間脂質の量は減少していますが，一方，光老化を示す顔面の頰や背部の皮膚で角層細胞の層数を調べると年齢とともに増加する傾向を示すため，老化した皮膚のTEWLは角層のバリア機能は若者と同じか，やや良い傾向があります．当然，外部から内側への物質の透過もおきにくく，若者より皮膚に塗布した物質も透過しにくい傾向があります．

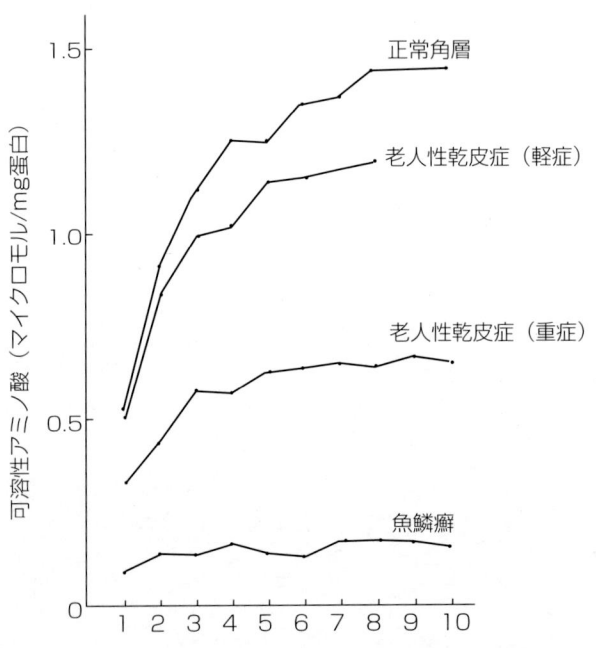

図1-6 角層中の水溶性アミノ酸含有量．
　皮膚の表面から粘着テープで角層を順次剥離し測定してみると，正常では角層中層で高い値がえられますが，老人性乾皮症では臨床重症度に比例し，病的対照の尋常性魚鱗癬では中層でも低い値しかえられません．
　横軸はテープによる剥離回数．

2）角層水分保持能

　皮膚の表面を覆う角層のもう一つの重要な機能として一定量の水分を結合し，皮膚に柔らかさ滑らかさを与える働きがあります．これには角層細胞間脂質，皮表脂質，角層細胞のケラチン線維を束ねる基質タンパクのフィラグリンが角層内タンパク分解酵素で分解されてできた水溶性アミノ酸が関係します．老人では，水分や物質の透過を妨げる角層細胞間脂質の量だけでなく，皮膚表面を覆う皮脂の分泌も低下しているため，角層内の水分は失われやすくなります．タンパクの塊である角層細胞は骨格となるケラチン線維とそれを束ねるフィラグリンと呼ばれる基質タンパクとから構成されており，後者が分解されてできたアミノ酸は水と結びついてケラチン線維のすべりをよくして，角層に柔らかさを与える働きをします．老化した皮膚では尋常性魚鱗癬ほどではないにしても，顆粒層でのケラトヒアリン顆粒のタンパクでフィラグリンの前駆物質であるプロフィラグリンの形成が悪いため，当然，それが角層内のタンパク分解酵素により分解された最終産物である水溶性のアミノ酸の量もすくなくなります(図1-6)．それらが減るため　全体に角層の水分結合能力は低下し，寒くて乾燥した冬には皮膚はカサカサ，ザラザラした感触を呈します．皮表の角層は細かいひび割れや鱗屑を生じ，それがかゆみを感じさせやすくします．

3）皮脂の分泌

　毛嚢に開口する皮脂腺は男性ホルモンに依存して皮脂を造り分泌します．そのため思春期から活動がさかんとなり，成人では皮膚が脂ぎってきます．女性では早い人では25歳ぐらいから，また誰でも40歳をすぎると男性ホルモンのレベルの低下を反映して皮脂の産生は減り，顔面の皮膚も乾燥します．一方，男性では老人になっても男性ホルモンは造られていますので，脂ぎった皮膚をしています．皮脂腺の細胞の増殖は低下し，細胞がすべて皮脂に置き換わり，捨てられてゆくターンオーバーの時間はゆっくりとなりますので，組織的にも皮脂腺は大きくなって見えます．とくに男性ホルモンに反応しやすく，いわゆる若はげである壮年性脱毛の起きる人では，皮脂分泌がいつまでもあるため，頭部の皮膚もあぶらぎっています．

　また，皮脂の構成成分である脂肪酸にも変化があらわれます．最近，本邦で男女をとわず，特有の皮膚の老人臭に関連する脂質としてノネナール(nonenal)が40歳代からふえだすことがみつかってきました．これは，脂肪酸(palmitoleic acid)が代謝されて生ずる物質であり，細菌や酸化防止剤を加えることで，その物質の発生を抑えうることが観察されています．

4）発汗機能

　年齢とともにエックリン汗腺の働きは低くなり，汗の分泌はへります．そのた

め，暑い夏でも皮膚はやや乾燥しています．角層が非常に厚くとも水分が与えられ柔軟さを保つべく，発汗の多いはずの手掌の皮膚も，カサカサとして感じられ掌紋が深く刻まれて見えます．発汗しにくいため，極端に暑い環境では体温調節がうまくゆかず，日射病や熱射病になりやすいといえます．

　アポクリン汗腺は男性ホルモンにより支配され，思春期とともに働きはじめ，いわゆる体臭に関係します．アポクリン汗腺の発汗機能も年齢とともに男性ホルモン分泌量が減ると低下します．

5）感覚機能

　痛覚や触覚は年齢とともに低下します．それゆえ，やけどや外傷も受けやすくなります．一方，かゆみを感じる表皮内に分布する神経の自由終末の数は低下しておらず，もしも軽い外からの刺激があった場合に痒く感じることは，さほどは低下しないのでしょう．そのため，冬に皮膚表面が乾燥し，細かいひび割れなどができると，かゆく感じる老人性乾皮症の頻度は50歳を越えるとともに増加します．

2 年寄りの皮膚の診察

2・1. お年寄りとの対応

　お年寄りだからといって，特別な対応をするわけではありません．日常生活が不自由でないかぎりは，年齢だけで判断はせず，一般の成人と変わらない対応をすることは当然です．ただし自分の父母あるいは，祖父母に相当する年齢の方たちです．それなりの敬意を持って向かうべきです．もちろん，年齢とともに，運動機能や視聴覚の不自由さは増してきますので，身体障害をもつ成人の方に対すると同様の配慮をもって診察をしましょう．対話するなかから，その方の性格を掴み，診断結果は理解し易いように説明してゆきます．

　脳血管障害で対話しにくい方や老人性痴呆のある方では，子供の場合に保護者と話をするように，世話をしている家族や介護者との対応が主になります．しかし，この場合，すべての皮膚の変化をその方たちが掴んでいるわけではありません．もし話しをしてみて，やや曖昧なところがある場合には，十分に状況をつかんでいないひとであると判断し，主導権を握る診察する側としては，目的に沿った皮膚の観

察をしてゆく必要があります．しかし，このように知的障害がある患者さんの場合，周囲にいる人達からできるだけ状況の説明を受け，目的とする部分を調べることはもちろん，かなり積極的にそのほかの部位の皮膚にも異常がないかどうかを詳しく見てゆく必要があります．周囲の人達の判断では，医学的に重要な所見を大したことではない，とみなしていることも多いためです．

　また本人や周囲の人も気にしていない部分に重要な病変がありうることも当然です．とくに，注意すべきところは長い間環境に無防備に曝されてきた露出部で光老化のある皮膚です．ここは，老化による変化以外に，良性，悪性腫瘍の好発部位です．それ以外の部位でも，老人となるまでの長い年月を生活してくれば，自覚症の乏しい良性・悪性の腫瘍の発症率も高くなりますし，代謝異常性の疾患，自己免疫性疾患などの頻度も多くなります．

　とくに光老化が目立ち皮膚の腫瘍形成の目立つ屋外労働者あるいはスポーツマンであったひとでは，そのようなものの出現を許す免疫低下が背後にあることを想定しておいたほうがよいでしょう．

　運動機能の障害でからだの動きが減れば，同じ姿勢をとりつづけることにもなり，肘，臀部，かかとなど皮膚が骨と直接に接する部分も観察し，褥瘡の有無についても調べます．

　普通の人が見落とす頭部，腋下，陰股部，臀部，下肢，手足，口腔粘膜などは，医師の側が注意を払うべき部位です．このうち，積極的に探さない限りは見られない部位として，頭髪に被われた皮膚，口腔粘膜，外陰部があります．とくに可視粘膜に白く厚くなった部分があれば，かならず，それを搔き落とし対物グラスになすりつけ，KOH標本にして真菌要素を検索します．粘膜カンジダ症を否定するためです．さらに毛髪，爪の状態も観察します．

　老化でおきる細胞性免疫の低下は，かゆみなど皮膚炎症状を起こしにくくさせますので，本人もつらさを感じていません．そのなかで疥癬の場合，虫の見つかりやすい部位や好発部位は手指の間の部分や外陰部の皮膚です．こんなところが，という部位にも眼を光らせていなければなりません．

2・2．頭のてっぺんから足の先までの診察

　お年寄りの皮膚の変化は，赤ちゃんのシミ一つないきれいな皮膚と対応したかたちで，診て行けば自然と異常な病変は浮かび上がってきます．もちろん，赤ちゃんでも，すでに出生時に余分に皮膚にあったものは奇形であり，これらは<u>母斑</u>(nevus)という名前のもとに統一されます．メラノサイトの良性腫瘍である色々な大きさの黒色斑の先天性色素性母斑や褐色で扁平な扁平母斑，顔面に好発する拡張し血液の鬱滞した小静脈からなる赤紫色の斑の単純性血管腫，頭の脱毛斑である類器官母斑などですが，これらはすべての人にあるわけではありません．

　本章には，お年寄りの色々な部位に生じた皮疹の写真とその病歴を示してあります．まずは写真をみて，何であるかを考えて下さい．本人にあまりつらさのない皮疹，恥ずかしくて，これまで見てもらっていない皮疹などが集めてあります．

　それでは図と対照するかたちで診てゆきましょう．

2・2・1．顔面の皮膚

　どのお年寄りもこれまで日光は皮膚に害があるという意識をもって避けてこなかったため，顔面は紫外線照射の慢性皮膚障害である光老化の変化のもっとも多いところです．光老化の強いひとで重要なことは　多数の良性腫瘍に混じって存在する前癌状態や皮膚癌の変化を見つけだすことです．

　皮膚は全体として黄ばんでたるんでいます．たるみは，皮膚の薄い上眼瞼では目尻のほうへたるみ，いわゆる垂れ眼の状態になっています．一方，下眼瞼は全体に袋のように膨れています．両方の頬が口角から顎の部分へと垂れ，鼻唇溝が深くなります．これとともに耳前部にこまかい縦皺がみられます(図2-1)．耳たぶにも横皺が刻まれます．いずれも光老化の程度に比例します．

　若い間は表情に合わせて一時的にしわができますが，お年寄りでは，それらのしわが深く刻まれ，もはや消えなくなります．眉毛の上に沿った額の横皺，眉間の縦皺，両外眼角から側下方の頬へ扇型にひろがるいわゆる「カラスの足跡」が，笑ったり悲しんだりする表情のないときでも，ずっと見られるようになります．上口唇を中心に口にむかって巾着をしぼったような縦の皺ができます．さらに光老化の変化が強いと，皺が渚の波のように次々と連なり，表情の動きと無関係にも縦横に刻まれてきます．

老人の皮膚疾患　診かた・治しかたのコツ

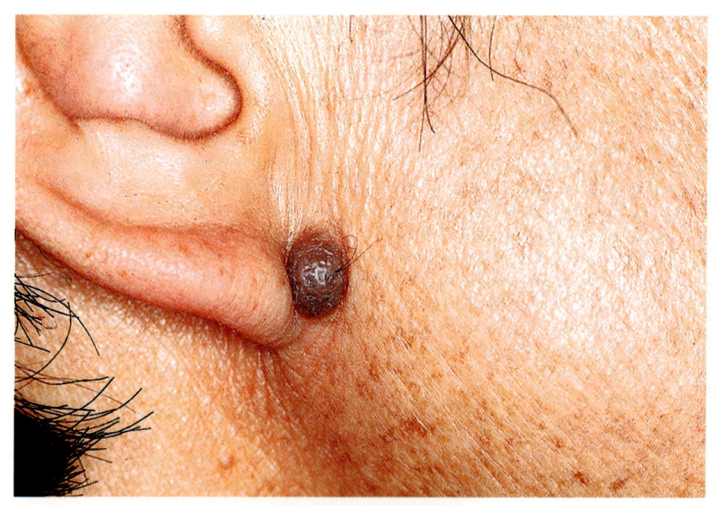

図2-1　61歳女性の耳の前の縦皺と耳垂の細かい皺がいつのまにかでてきました．黒褐色結節は小さいときからあった，ほくろです．こちらの本態はメラノサイトの良性腫瘍の色素性母斑です．

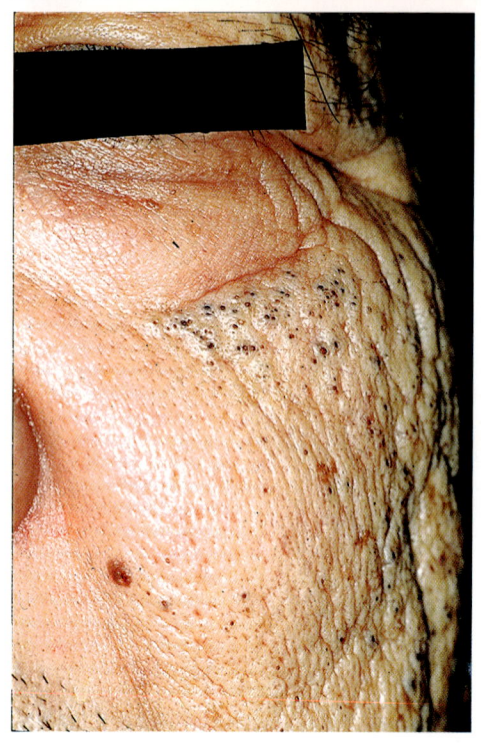

図2-2　本来色白であった60歳男性の頬に黄ばんだ皮膚と毛穴に黒色の面皰を認めます．40代から日光を気にせず毎週1回はゴルフをしています．

　鼻や頬の毛穴は大きくなり目立ちます．**Favre-Racouchot症候群**と呼ばれ光老化がひどいひとでは，外眼角の下の頬の日光性弾力線維症により黄ばんでたるんだ皮膚を背景に各毛穴に黒い角層の塊が角栓として存在するため，若者の開放面皰の集まりのように毛穴が沢山の黒い点として見えます(図2-2)．この分布を見ますと，光老化の強い変化は顔の正面より側面に強いようです．子供の時は気にせず一様に日光に当たっていても，大人となると多分正面から当たることはさけるようになります．しかし，側面はさほど気にしません．長年の自動車の運転手では窓側に向いた片側の顔の光老化の強さが指摘されています．正面はサングラスなり，シェイドでまぶしさを避けますので，さほど変化は強くでません．

2．年寄りの皮膚の診察

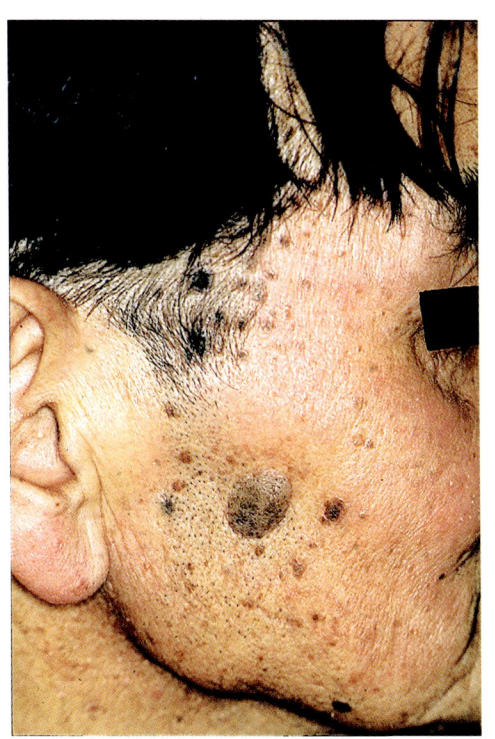

図2-3 72歳女性の頬に色々な大きさの黒褐色の乳頭腫状結節が40代からふえてきました．扁平なもの膨れたもの，いずれもが同じ表皮の良性腫瘍です．

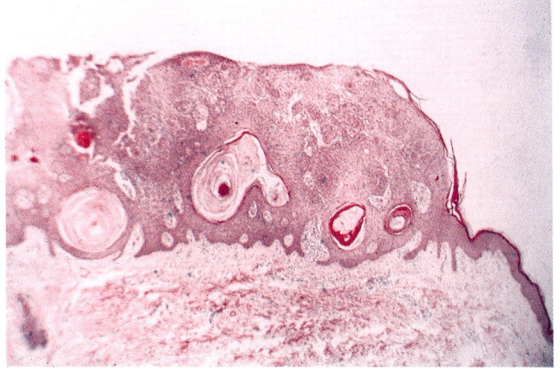

図2-4 図2-3の褐色結節は組織学的には厚い角層に覆われた表皮がやや小型の細胞の増殖で肥厚した良性の表皮腫あるいは乳頭腫で，所々に毛嚢様のトンネルが縦横に走り，組織的にはその断面があたかも角栓をつめた嚢腫のように見えるため，仮性角層嚢腫（pseudohorn cyst）とよばれる構造が散在してみえます．

　本来短い毛からなる眉毛の一部や耳の入り口，鼻毛などが長く伸びたり，女性でも男性のように硬毛のひげが少数生えることもあります（**図1-1参照**）．

　色素斑は老人であれば誰にも見られます．数mmまでの辺縁のギザギザした淡い褐色斑は，**雀卵斑**(ephelide; freckle)で色の白いひとでは幼児から露出部に多数目立ちます．これは紫外線照射で部分的に異常をきたしたメラノサイトが活発に色素を作っているためにおきてきます．褐色の皮膚のため，それが見えにくいひとでもウッド灯の長波長紫外線を照射して観察すると多数存在することが確認できます．

　一方，こどもや若者に見られた，俗にホクロと呼ばれる数ミリの褐色斑や丘疹であるメラノサイトの良性腫瘍である色素性母斑は，この年代ではほとんど目立たなくなり，それらは柔らかい皮膚色あるいはよくみると頂点がやや褐色の斑を残す丘疹，すなわち**真皮型母斑**として残っているのみです（**図2-1**）．

　一般に老人の顔で目に付く大半の色素斑は脂漏性角化症です（**図2-3**）．毛嚢のある皮膚，すなわち掌蹠以外のどの皮膚にも生じうる乳頭腫の**脂漏性角化症**(seborrheic keratosis)は，かつては「**老人性疣贅**」(verruca senilis)と呼ばれていました．私自身の経験では30歳位から1, 2mmの小さい色素斑として生じてきていますので，「老人性」という言葉がもつ響きはふさわしくありません．組織学的には厚い

老人の皮膚疾患　診かた・治しかたのコツ

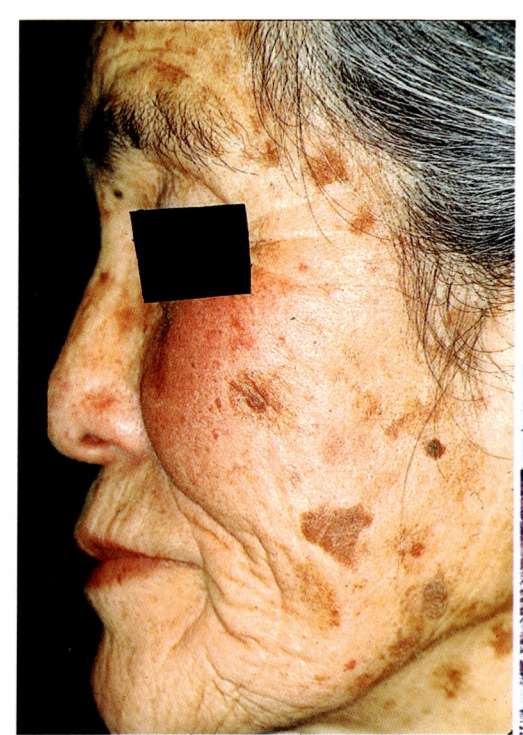

図2-5　74歳女性の顔面にみられた色々な大きさの褐色斑です．40代から段々とふえてきました．

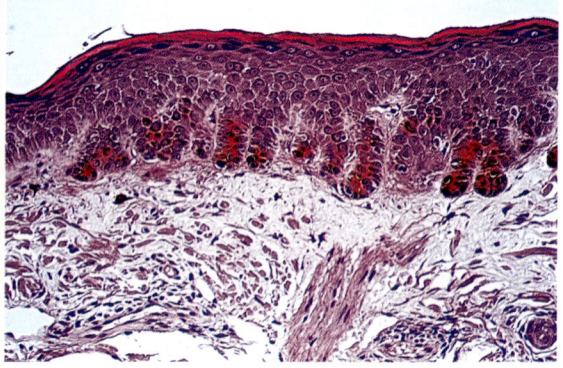

図2-6　図2-5の褐色斑のひとつの組織像です．表皮突起が延長し，その突端にメラニン色素増加を認めます

　角層に覆われた表皮がやや小型の細胞の増殖で肥厚した良性の表皮腫あるいは乳頭腫で，所々に毛囊様のトンネルが縦横に走り，組織的にはその断面があたかも角栓をつめた囊腫の様に見えるため，仮性角層囊腫(pseudohorn cyst)とよばれる構造が散在してみえる像が典型です(図2-4)．数mmから数cmにまでの大きさですが，刺激されない限り成長は遅く，一般には褐色の顔のシミ程度にとらえられています．その数は個人差があり，わずかなひとから数百を越えるひとまであります．悪性腫瘍がこれから生じる確率はわずかですが，急に大きくなり出した場合は生検をしましょう．多くは刺激されて炎症変化がおきたirritated seborrheic keratosisです．

　外眼角の外側の頬によくできる数mmから1cmに及ぶ円形にちかい褐色斑をかつては老人性色素斑(lentigo senilis)と呼びました(図2-5)．しかし，紫外線の影響で生じ，30代からすでに始まるため「老人性」と呼ぶより**日光性黒子**(lentigo senilis)と呼ぶほうが，中年のひとにとって心理的ショックは少ないでしょう．これは部分的に表皮細胞が増殖し表皮突起が延長し，その突端にメラニン色素増加を認めます(**図2-6**)．そのためやや周辺の皮膚よりわずかに盛り上がっています．時には，褐色の扁平な脂漏性角化症が，このように見られることもあります．さわってみて，カサカサと乾燥した表面をしていれば脂漏性角化症です．

　一方，中年の女性で頬から額に眼瞼を取り囲み，瀰漫性に生じていた肝斑は閉経

2. 年寄りの皮膚の診察

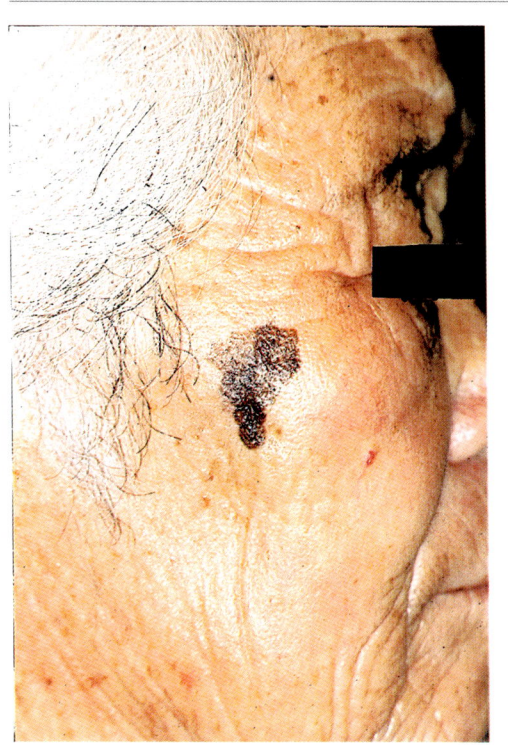

図2-7 77歳の女性の頬の50代からに生じた色素斑です．徐々に拡大しつづけ，(1) A(asymmetry)非対称性で，(2) B(border) 辺縁が不整，(3) C(color)色がまだら，(4) D(diameter)直径が6mmを越えた黒褐色の異様な色素斑であり，一部には黒色腫瘤の形成があります．図2-4の色素斑と対照してみると違いは明らかです．

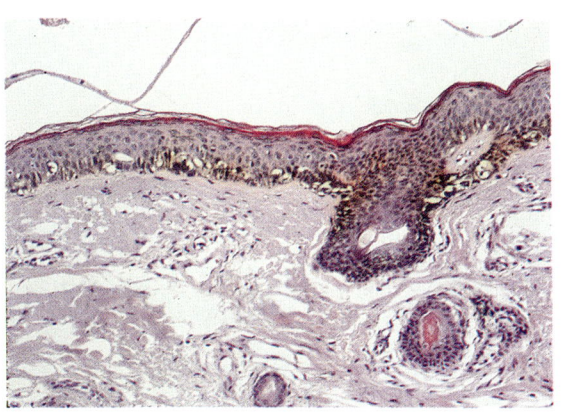

図2-8 図2-7の色素斑の組織像．基底層にメラニン増生があり，大きな異様なメラノサイトが多数みられます．

期以降では，消失してきます．色素斑で対処を急がれるものは，露光部に特異的に生じる増殖の緩やかな悪性黒色腫の前癌状態（malignant melanoma in situ）の**悪性黒子**（lentigo maligna）です（図2-7）．これはほかの部位のものと同じABCD基準に則って診断して間違いありません．すなわち

後天的に頬などに生じた

(1) … A(asymmetry)非対称性で，

(2) … B(border) 辺縁が不整，

(3) … C(color)色がまだら，

(4) … D(diameter)直径が6mmを越えて大きくなった黒褐色の異様な色素斑

であれば本症を疑う，というものです．20倍の拡大のもとに十分な照明の元で皮膚を観察するデルマトスコウプを使用すると，他の色素斑との臨床的鑑別にはさらに容易になります．組織学的には萎縮した顔面の表皮内に異常な大きなメラノサイトの増殖を認めます（図2-8）．放置しておけば，何年か何十年か後には，いずれは真

老人の皮膚疾患　診かた・治しかたのコツ

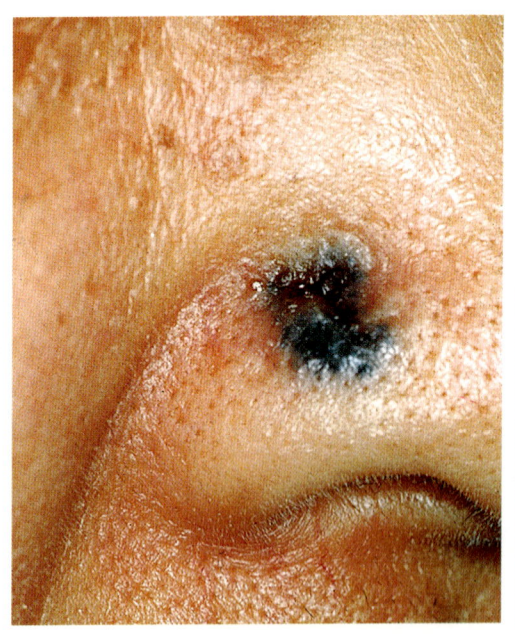

図2-9　73歳女性の鼻翼に数年まえからあったという黒色斑で，よくみると一部糜爛面がみられ，その周辺は軽く隆起しています．

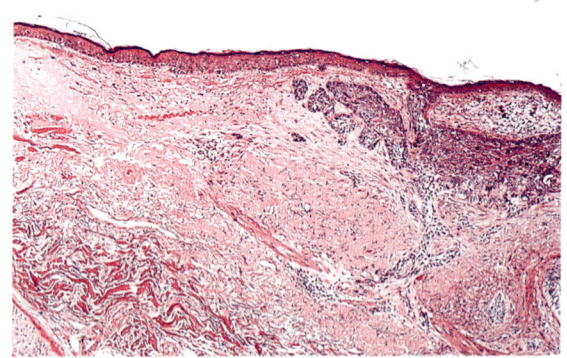

図2-10　図2-9の結節の辺縁の組織像です．真皮上層に未分化な基底細胞様の細胞の塊りがみられました．

皮へ浸潤をはじめ，色素斑のなかに黒色腫瘤を生じてきます（図2-7）．

　基底細胞癌は青黒色の結節や局面として顔面に生じ徐々におおきくなってきますので，このような皮疹には注意します．好発部位は鼻背，鼻翼，頬で，とくに丘疹や結節の表面や周辺に毛細血管拡張が見られるものでは疑いが大きくなりますし，中央に潰瘍を生じてくればまず確かです（図2-9）．かならず辺縁の正常皮膚をいれて，十分な深さの生検をします．特有のやや細長く核が好塩基性に染まる細胞群を真皮に認めます（図2-10）．ときに臨床的には結節状悪性黒色腫との鑑別が問題となります．ここでもデルマトスコウプによる拡大像の観察は鑑別を容易にします．一般には基底細胞癌の成長は年単位のゆっくりしたものです．

　小さい赤い斑としての毛細血管拡張や中央の赤い点から毛細血管拡張が周辺に拡がる蜘蛛状血管腫や毛細血管網からなる斑が多発して見えるいわゆる**紙幣状皮膚**（paper money skin）では，さほど多くはありませんが肝障害とくに肝硬変を疑い検査をします（図2-11）．

　皮脂分泌の盛んな鼻や頬に毛細血管拡張や紅斑が目立つ場合は**酒皶**（rosacea）の可能性があります（図2-12）．誰にも軽い程度のものはあり，毛髪の生え際や眉毛のまわり，鼻翼の横から鼻唇溝を中心とした細かいふけのような鱗屑を付けた紅斑は**脂漏性皮膚炎**です（図2-13）．爪でこすると，乾癬に皮疹と同様に鱗屑を容易に生じます．

　顔面，とくに眼瞼を中心に額や頬にひろがる発赤や紅斑性腫脹からは，環境から

2．年寄りの皮膚の診察

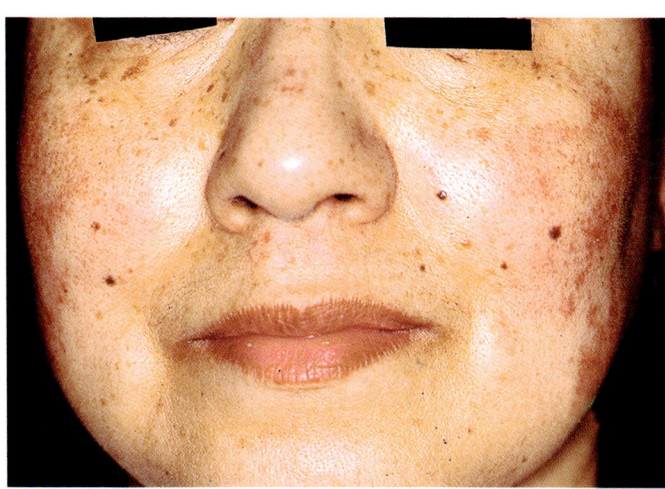

図2-11　52歳の色白の女性の顔面に5年ほどまえから，散在する点状紅斑と毛細血管網からなる斑が生じてきました．

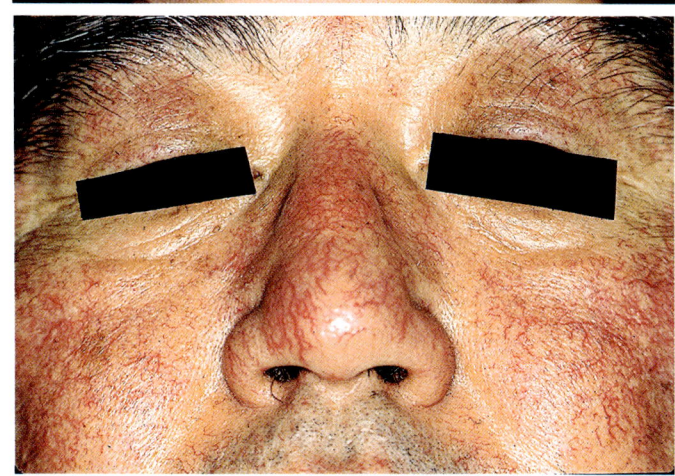

図2-12　60歳の色白の男性で，20年来，赤ら顔でした．

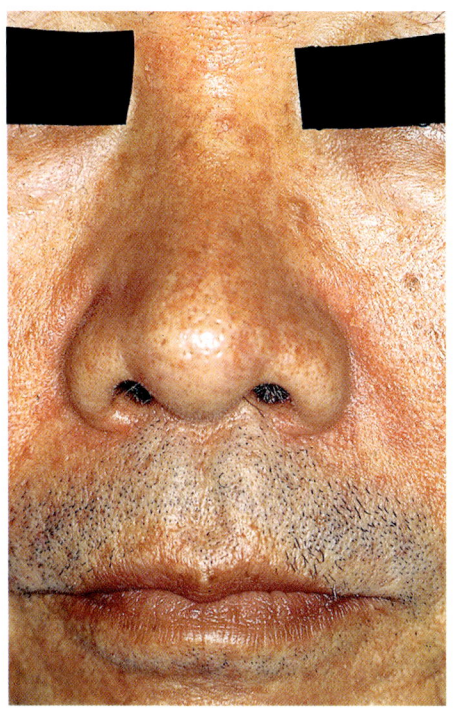

図2-13　61歳男性の鼻唇溝から頬へかけての鱗屑性紅斑があります．40代からふけ症です．

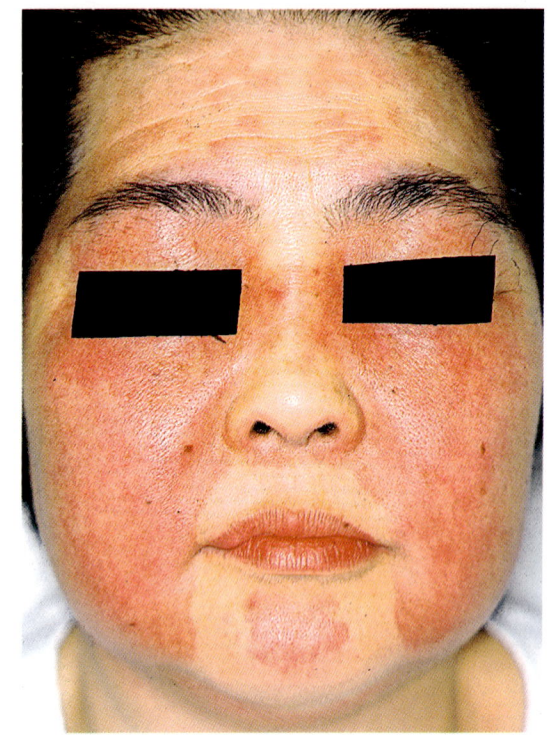

図2-14 62歳女性で，1カ月ほど，顔が赤らんできました．腕が重く挙げにくい，イスから立ち上がるのが大変です（図2-42参照）．

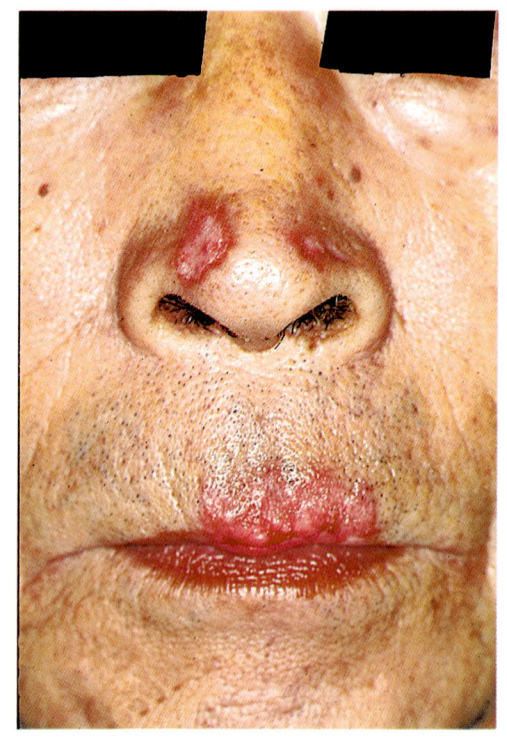

図2-15 65歳男性で，1年前から鼻背と上口唇に赤い斑ができ，その中央が陥凹し瘢痕様になってきました．

の要因による接触皮膚炎をまずは考えますが，かならず**皮膚筋炎**のヘリオトロープ斑を疑っておくことを忘れないようにします（図2-14）．とくにかゆみがあまりない例ではそうです．さらに肘や膝など四肢伸側にも紅斑があり，指の関節背面にゴットロン徴候とよばれる紅斑性局面がみられば確実です（図2-42参照）．

一方，辺縁の明瞭な中央が萎縮傾向を示す紅斑が日光の当たりやすい鼻背や頬に散在する場合には，**円盤状紅斑性狼瘡**（DLE）を疑い耳介の小さい皮疹の存在や頭部の脱毛斑を探します（図2-15）．いずれも生検組織では表皮基底層に液状変性があり，真皮上層へ色素失調がみられる苔癬様組織反応がみつかります．主に額に類似した中心の萎縮がさほどはっきりしない紅斑性局面を見た場合は**サルコイドーシス**を疑い，眼科検診やツベルクリン反応，胸部X線，心電図，血清ACEなど本症で異常をみつけうる検査をおこないます（図2-16）．生検が必須であり，組織学的にリンパ球浸潤のすくない，いわゆる"裸の類上皮細胞肉芽腫"と呼ばれる像を真皮に認められるはずです（図2-17）．

額あるいは頬に2, 3mmの扁平な中央の陥没した黄色い丘疹がみられた場合は**老人性脂腺増殖**（senile sebaceous hyperplasia）です．組織学的には中央の毛囊腔を取り囲み皮脂腺が多数増殖しており，これが黄色く見えています．一方，上眼瞼内側に

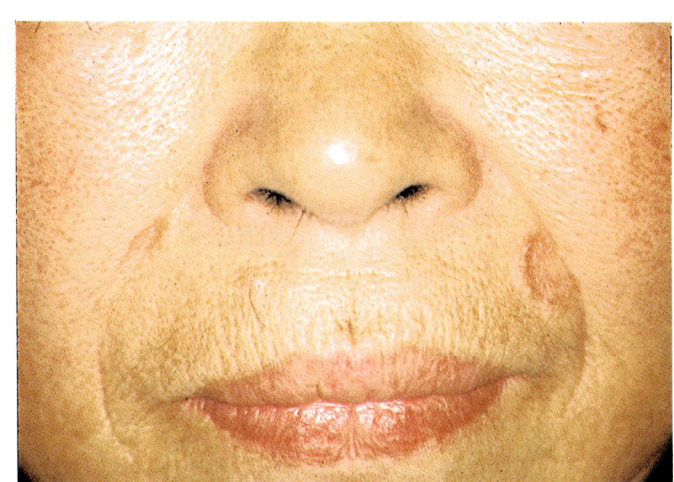

図2-16 64歳女性で，3カ月前から両側鼻唇溝に環状の紅斑性局面をができてきました．最近，ものが霞んで見えにくく感じます．

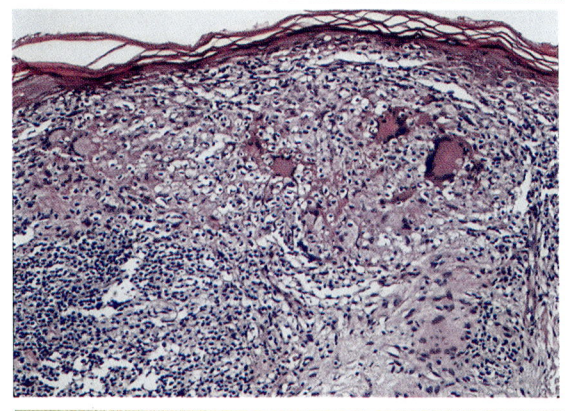

図2-17 図2-16の皮疹の組織像です．多数の多核巨細胞が認められる類上皮細胞肉芽腫で，リンパ球浸潤は周辺に見られ，一部は表皮にも侵入しています．

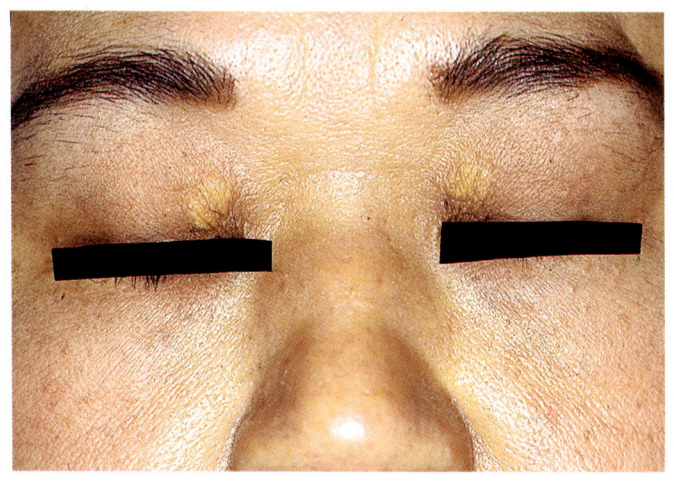

図2-18 66歳女性の両上眼瞼内側に5年ほどまえから黄白色の局面があります．

黄色の斑を認めた場合は**眼瞼黄色腫**です（図2-18）．この場合，他の部位にも黄色腫がみられることもあり，背景には高脂血症のある症例もあり，その検査が必要です．また，皮膚自体がなんとなく黄色味をおび，指をあて強くこすると皮膚表面をずらすことすら可能で，すぐ皮内出血したりする場合は**全身性アミロイドーシス**を疑い，巨大舌のチェックと出血点があるかどうかを探します．とくに上眼瞼の内側

老人の皮膚疾患　診かた・治しかたのコツ

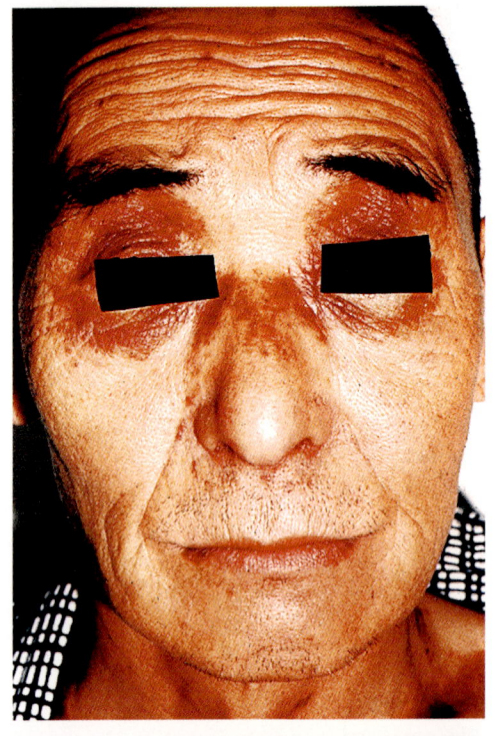

図 2-19　70歳男性．2カ月ほど前から，体がだるく，また，ちょっとこすれるだけで顔や胸の皮膚に出血斑ができてきます．

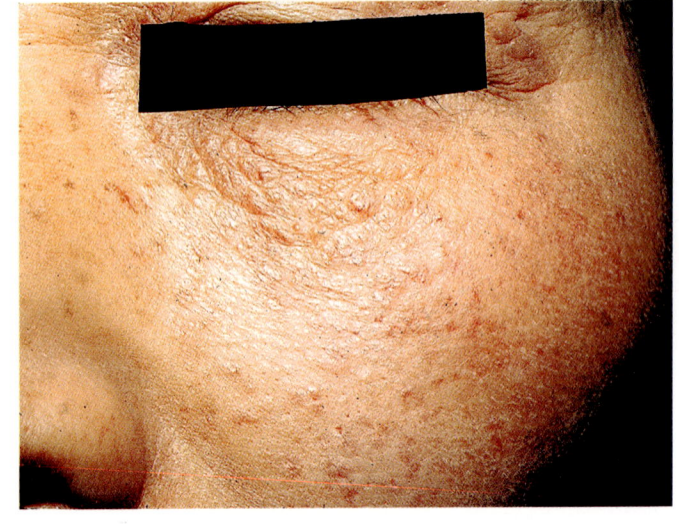

図 2-20　55歳女性の下眼瞼です．30年来，皮膚色の同じ様な丘疹が沢山でています．

で自然に出血斑を造りやすい特徴があります(図 2-19)．本症では骨髄腫が背景の例が多いため，血液検査を行うとともに，皮膚の生検をします．真皮の血管周囲の結合織繊維がアミロイドに置き換えられているため，出血しやすくなっています．

　下眼瞼に似たような 1, 2 mm の皮膚色の盛り上がりが多数見られる場合は**汗管腫**を考えます(図 2-20)．このように，まわりの皮膚と同じ色の結節が単発で生じた場合には，表皮嚢腫のほか毛嚢，汗腺など表皮付属器系腫瘍，真皮結合織の構成成分である間葉系腫瘍の可能性もあります．正確な診断は生検によります．いずれも動きがゆるやかであれば良性で適当な時期に切除しますし，週や月単位で速やかに

2．年寄りの皮膚の診察

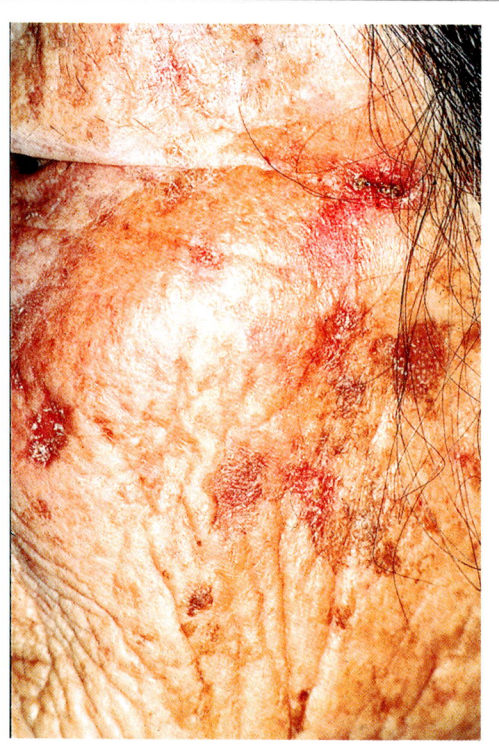

図2-21　87歳女性．ずっと農業をして野外で働いてきました．10年ほど前から，顔や手背にカサカサとした角化性皮疹があり，はがすと糜爛面を生じます．

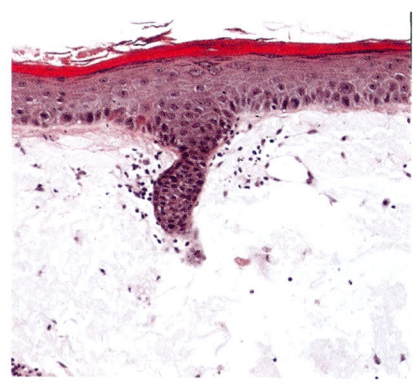

図2-22　図2-21の組織像．
　毛囊や汗孔を以外の表皮は異常な細胞集団から形成されています．

大きくなるものでは悪性腫瘍を疑います．

　かつて平均寿命がまだ短かった時代，日本人に**日光性角化症**(actinic keratotis)はまずできないというかたちで，私たちはトレーニングを受けました．しかし，平均寿命80歳に近づくとともに，農業，漁業などの仕事で炎天下での仕事をしてきたお年寄りでは，この扁平上皮癌の表皮内癌(carcinoma in situ)を稀ならず眼にするようになりました．1，2cmの鱗屑をつけた紅褐色の局面ですが，見るより触ってみてその存在が感じられます．点状の，あたかも爪のような堅さでぷつぷつと触れるものがあれば詳細に観察します．角層を無理にはがすと浅い糜爛面ができます(図2-21)．生検組織で表皮付属器を避けたように表面の表皮組織だけに異常細胞の集団と厚い錯角化を認めます(図2-22)．このような病変を早期で発見すれば，対処も簡単です．カサカサと，その部分だけ固着性の角化が目立つ数mmの斑を見つけ，上に述べてきた疾患に属さないものでは日光性角化症を疑います．あまりに沢山できている場合，すべてを探し出すことが困難です．この場合，5％5FU軟膏を1日2回塗布し1，2週の内に糜爛が生じてくることをもって，その存在場所を確かめます．

23

2・2・2. 口唇と口腔粘膜

　高齢者の下口唇では青色から赤黒いの2,3mmの柔らかい結節がよくみられます．拡張し血液が鬱滞している静脈による**venous lake**と呼ばれる変化です（図2-23）．

　口角は皮膚がたるむため皺を造りやすく，そこに唾液がたまり，皮膚が湿りただれるため間擦疹ができ，口角炎（perleche）が生じます．ときに*Candida albicans*が感染しますので，角層を掻き取りKOH標本での真菌検査も必要です．

　下口唇は長年の日光曝露により，皮膚の日光性角化症に相当する**日光性口唇炎**（actinic cheilitis）を生じます．薄い固着性の白色の鱗屑を付けた萎縮性紅斑として見えます（図2-24）．これと類似している変化はDLEの口唇の発疹です．この場合には顔面の他の部位に典型的紅斑がみられます（図2-14参照）．

　口腔粘膜も，口唇の内側，舌，口蓋，歯肉，頬粘膜に変化がないかどうかを見てゆきます．免疫機能の低下したひと，長期にわたり抗生物質を投与された患者さん

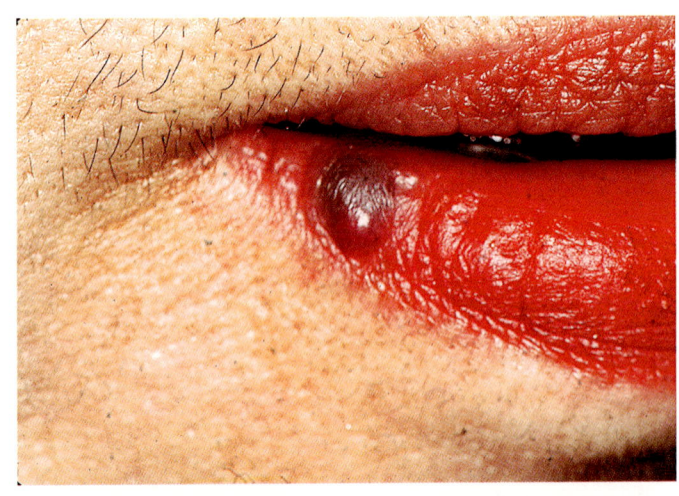

図2-23　60歳女性．10年ほど前から下口唇に赤紫色の丘疹があります．

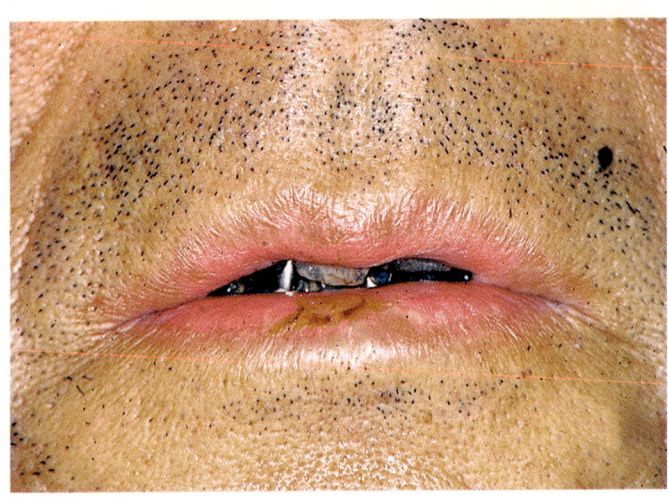

図2-24　72歳男性．ずっと農業に従事してきました．3年ほど前から下口唇がカサカサと乾燥気味であり，最近その一部がただれてきました．

での白苔にはCandida albicans感染による鵞口瘡を疑います．一方，口唇の内側や頰粘膜に白いレース状の粘膜疹を見つけた場合は，**扁平苔癬**の可能性があります（図2-25）．他の部位に赤紫色の紅斑性局面がないか探しましょう．最近では骨髄移植を受けた患者さんがふえてきました．これらのかたに同様の白斑を見つけた場合には**graft-vs-host disease（GVHD）**の慢性期の扁平苔癬型皮疹を疑います．生検組織には供給者由来のCD8+Tリンパ球が上皮細胞を攻撃し，基底細胞が破壊された苔癬型組織反応が観察されます．粘膜に厚い固着性の盛り上がった白色斑をみつけたときは，**oral florid papillomatosis**を疑います（図2-26）．これは組織学的にも異型性の少ない扁平上皮細胞からなる乳頭腫状の増殖と過角化があり，いわゆるverru-

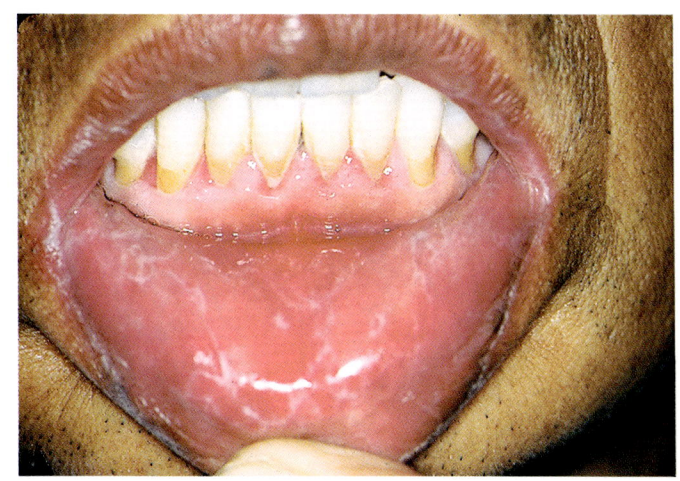

図2-25 63歳男性．ここ数カ月，下口唇と頰の粘膜が少しざらざらと感じます．

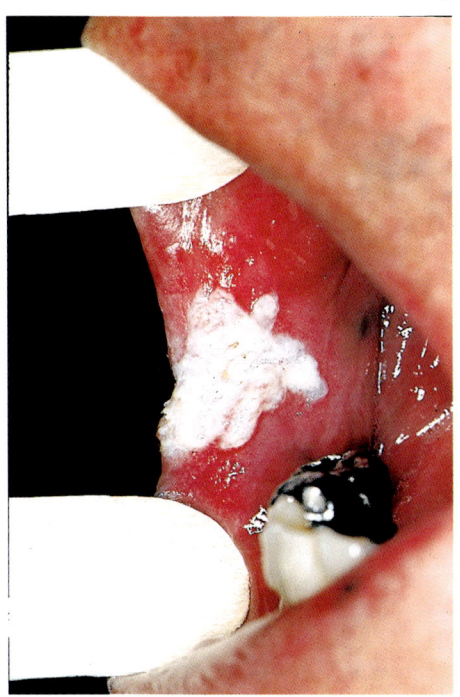

図2-26 72歳男性．3カ月前より，頰粘膜の一部がざらざらしてきました．

cous carcinomaの一型として局所的な悪性腫瘍としての対処が必要です．

まだらで徐々に大きくなる不規則な色素斑を見つけたら粘膜悪性黒色腫（mucosal melanoma）の前癌状態を疑います．上述したABCD基準に則って鑑別してゆきます．すなわち後天的に生じた色素斑が

　　(1)…A(asymmetry)非対称性で，

　　(2)…B(border)辺縁が不整，

　　(3)…C(color)色がまだら，

　　(4)…D(diameter)直径が6mmを越えて，大きくなり続ける異様な色素斑
であれば前癌状態（melanoma in situ）を疑います．

2・2・3．頭部の皮膚

　頭部の毛髪は白髪が混じり，若い人達より細く，かつ数も少し減って疎になっている傾向があります．さらに男性では額の生え際が後退し，頭頂部の毛髪が薄くなる男性型壮年性脱毛が多かれ少なかれ，ほとんどに見られます．一方，女性では額の生え際ははげあがらず，前頭部から頭頂部にかけて毛が粗になるかたちで壮年性脱毛がおきます．頭部に細かい鱗屑をつけた紅斑，爪でこすってみると鱗屑がでてくるような紅斑が散在していれば**脂漏性皮膚炎**や乾癬を疑います．両面テープをオブジェクト・グラスに張り付け，それで鱗屑を剥がし，ギムザ染色をすると，錯角化にまじり好中球の集まりがみられます．脂漏性皮膚炎であると皮脂の分泌のおおい顔面や軀幹の上部中央，腋窩，陰股部にも紅斑鱗屑性皮疹がみられることがあります．こちらでは鱗屑を掻き取りKOH標本をブルーブラックのパーカー・インクで染めてみると，多数の*Malassezia*を見つけることもあります．乾癬のほうは脂漏部位と限らず，むしろ四肢伸側などにも皮疹をみますし，爪の肥厚や変形も起こしてきます．

　壮年性脱毛があると頭頂部には，当然，光老化の変化があり，数mmの褐色斑の雀卵斑，数mmの突発性滴状白斑（老人性白斑）など，みられることがあります．もちろん，褐色のもっと大きな日光性黒子，疣贅状の脂漏性角化症，日光性角化症も生じ得ますので，その検索をします．生まれつきの脱毛斑でよくみると表面が疣贅状の局面からなる類器官母斑（organoid nevus）；脂腺母斑（nevus sebaceus）では，この年齢になると種々の付属器腫瘍や基底細胞癌が生じてきますので注意します．

　まわりの皮膚と同じ色の皮膚色の結節には，外毛根鞘性嚢腫のほか表皮付属器系腫瘍，真皮結合織の構成成分である間葉系腫瘍を考えます．いずれも動きがゆるやかであれば良性であり適当な時期に切除し診断を確実にしますし，週や月単位で速やかに大きくなるものでは悪性腫瘍を疑います．

ここで，特記すべきは**血管肉腫**(angiosaroma)が高齢者の頭部に好発することです．前頭部から頭頂部の皮膚に外傷もないのに，急に生じてきた出血斑，黒い凝血をともなう紅斑，紅斑にともなわれた紅色丘疹を見つけた場合，本症を疑い検査をして行くことが大切です(図 2-27)．単なる紅斑とみえた皮疹でも組織学的には真皮に大きな血管腔があり，それを取り囲む内皮細胞が異型性に富み大型であることに気が付きます(図 2-28)．

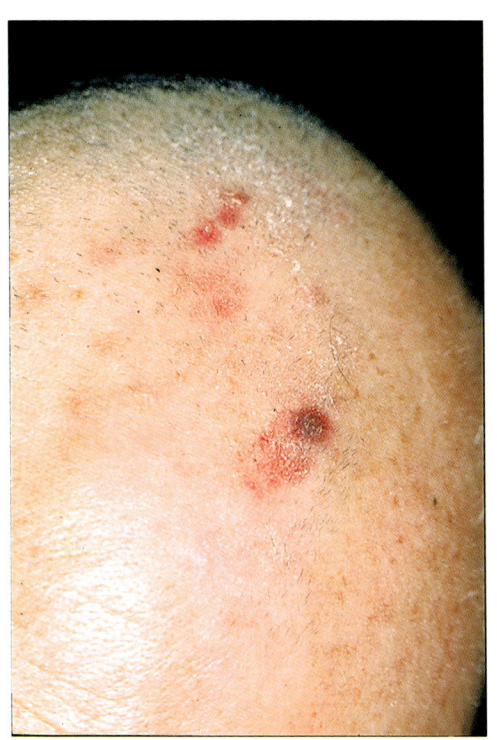

図2-27 85歳男性．3カ月前から，頭に赤い斑点がでてきました．最近さわると，膨れていることに気づきました．

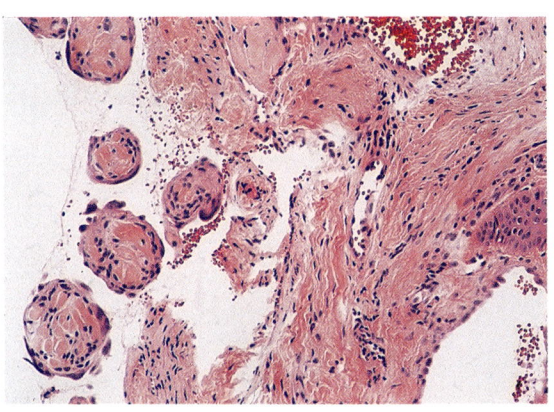

図2-28 図2-27の紅斑の部分の生検組織標本です．真皮には大きな血管腔が多数あり，それはクロマチンに富み大型の核をもつ異常な内皮細胞でとりかこまれています．

2．2．4．頸　　部

　頸部の皮膚も基本的には光老化が起きますが，側頸部，後頸部（項部）に目立ち，光老化が目立つ人では**項部菱形皮膚**(cutis rhomboidalis nuchae)とよばれる交差した深いしわが後頸部にみられます（**図1-2参照**）．光老化はあごの下で出にくい部位ですが，前頸部の皮膚は薄くなり小皺ができやすく，毛穴がぷつぷつと膨れて目立ちだし，ちょうど七面鳥の頸のように，垂れ下がる傾向がでてきます．ここに，一番よくみる小腫瘍は直径1ないし2mmほどの柔らかい突起物が散在して生じる**アクロコードン**(acrochordon)でしょう（**図11-1参照**）．これは皮膚の乳頭下層からの突起である繊維腫，あるいは表皮が乳頭腫状に肥厚した小さい脂漏性角化症も混じっています．

　頸部は本来皺の部分は褐色調を帯びますが，皮膚が全体に褐色調を帯びて柔らかくビロード状に厚くなっている場合は，**黒色表皮腫**(acanthosis nigricans)を疑います．アクロコードンや軀幹の脂漏性角化症が多いだけでなく，腋窩，肘窩，臍周囲，陰股部にも同様の変化があり，高インシュリン血症がこれらの表皮の変化の原因として考えられています（**図2-29**）．この場合，内臓の悪性腫瘍の検索が必須です．若いときにアトピー性皮膚炎があり，皮膚を掻く癖のある人が，後頸部がかゆいとつねに掻いていると，皮膚は胼胝のように厚くなり苔癬化を示してきます．**神経皮膚炎**です（**図7-8参照**）．

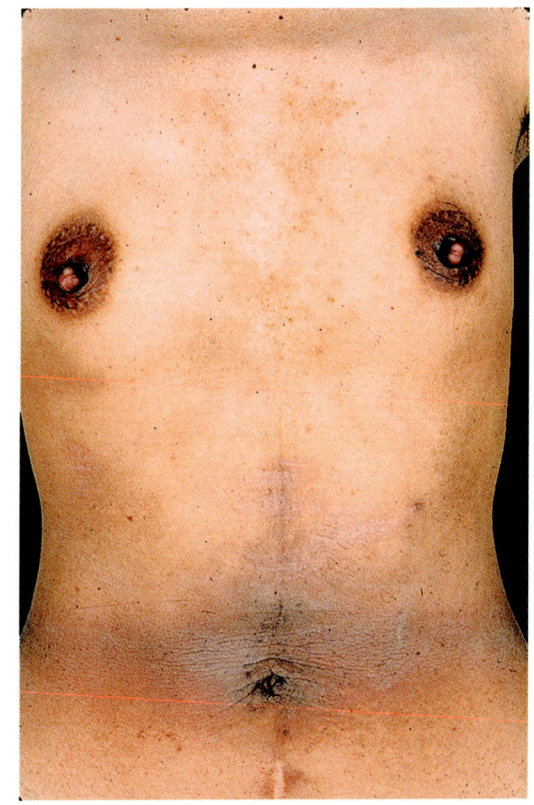

図2-29　60歳女性．
　2年まえに胃ガンの手術をうけています．2カ月前から，皮膚が全体に褐色調を帯びて柔らかくビロード状に厚くなってました．

2・2・5. 躯　　幹

　肩から上背部の部分，上胸部の衣服の襟がV字型にひらいた部分も露出部と同様に光老化の見られる部分です．

　成人になって一気に強い日焼けを背中にすると肩から上背部に多数の1cmにも近い褐色斑ができてくる**光線性花弁状色素斑**(pigmentatio petalioides acitinica)は大型の雀卵斑と同様のものです(図2-30)．そのほか，この部分には褐色斑としてみえる脂漏性角化症も多発します．日光に当たることの多かった人では，背部，胸腹部にも同様の脂漏性角化症が散在してみられますし，逆にかつて老人性白斑とよばれた1〜5mmの脱色斑である突発性滴状白斑(idiopathic guttate leukoderma)も混ざってみられます．しかし，下背部，胸腹部ではこの変化は減ります．

　数カ月，数週にして急激に脂漏性角化症が多発してきた場合は，Leser-Trelat徴候として内臓の悪性腫瘍の検索が必須です．

　下背部，腰部，臀部は冬には乾皮症の変化ができやすいところです．冬，正常皮

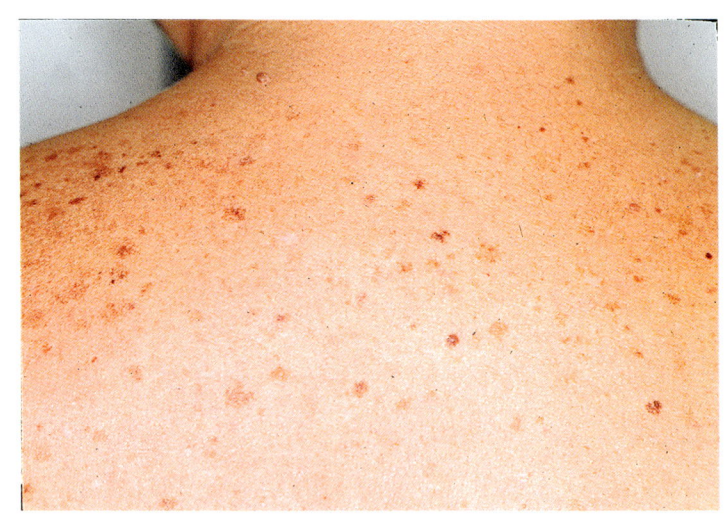

図2-30　62歳男性．
　30代で海水浴で，背中にひどい日焼けをしてから，半年ほどして，肩のあたりに褐色の色素斑がでてきました．

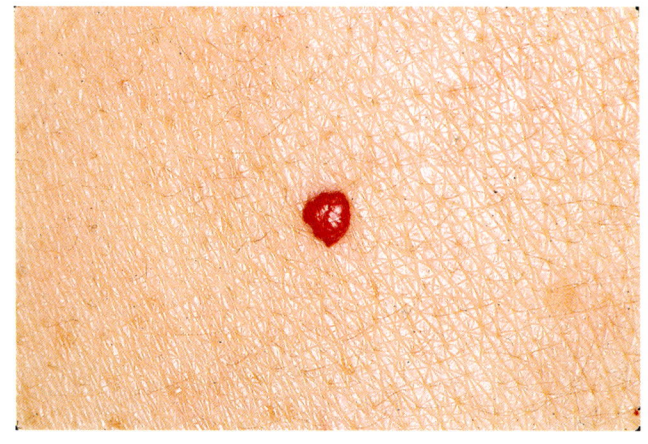

図2-31　72歳女性．
　30代から，躯幹に赤い斑点があります．

膚に掻き傷がみられるときは，老人性乾皮症による搔痒症を疑わせる変化です．

赤い直径1,2 mmの点状の紅斑の散在があれば，これもかつては老人性血管腫と呼ばれた**桜桃様血管腫**(cherry hemangioma)であり，これは毛細血管，小静脈の集まりです(図2-31)．この血管腫と皮膚の硬化，多毛，色素沈着があり，調べて行くと，多発性神経障害，肝脾腫，糖尿病，Mタンパクが見つかればPOEM症候群(Crow-Fukase-Takatsuki症候群)です．

軀幹や四肢になんの症状もない色々なかたちで，1 cm以上の大きさの表面に縮緬皺の目立つ紅斑，淡い色素斑，色の黒いひとでは淡い脱色素斑がある場合，菌状息肉症のはじまりである**局面状類乾癬**(parapsoriasis en plaque)を疑い，組織を調べます(図2-32)．組織学的には大型のリンパ球が表皮向性(epidermotropism)を示し，真皮から表皮へと侵入し，単独で，あるいは，いくつか一緒になってポウトリエ(Pautrier)微細膿瘍を形成する像が観察されます(図2-33)．

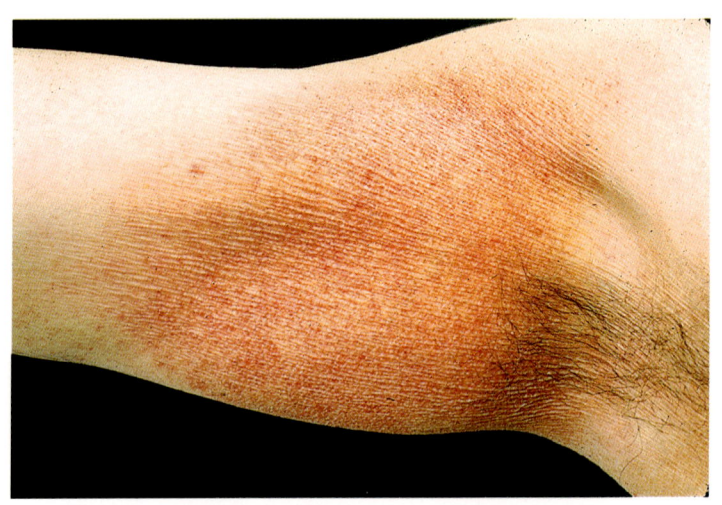

図2-32 63歳男性．1年ほど前から，体に散在して無症状の縮緬皺の目立つ紅斑があります．

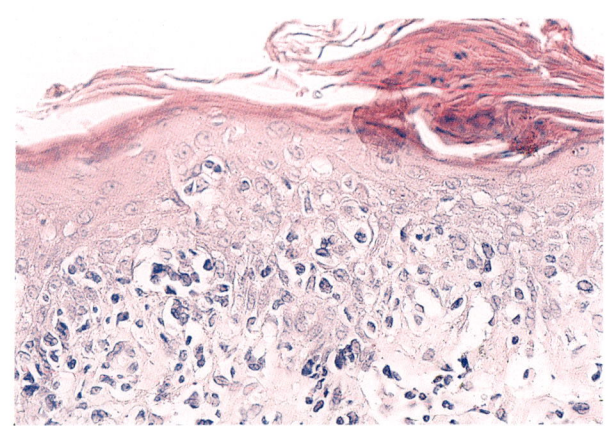

図2-33 図2-32の生検組織像です．真皮上層に浸潤している大型のリンパ球が表皮に侵入しています．

2・2・6. 上　　肢

　光老化は手背と前腕伸側にみられますので，その程度に比例し雀卵斑，脂漏性角化症や日光性黒子が散在してみられます．背部よりも突発性滴状白斑の出現頻度もたかく，長年ゴルフやテニスをしてきたひとでは，前腕に多数の点状白斑の存在をみます．もちろん上記の顔面と同じ注意をもって日光性角化症の存在の有無を肉眼的に，また手で皮膚の表面をなでながら，触診をしつつ観察します．

　そのほか，真皮の萎縮があり血管を支持する結合組織が疎になるため，ちょっとした打撲で，手背では紫斑(**老人性紫斑**；senile purpura; solar purpura)を生じます(**図2-34**)．指背部の凍瘡様の赤紫色の紅斑性腫脹はサルコイドーシスのlupus pernioを疑い生検が必要です．腋窩には頚部と同様にアクロコードンが多発する部位ですし，黒色表皮腫の場合には皮膚に変化がかならず見られます．

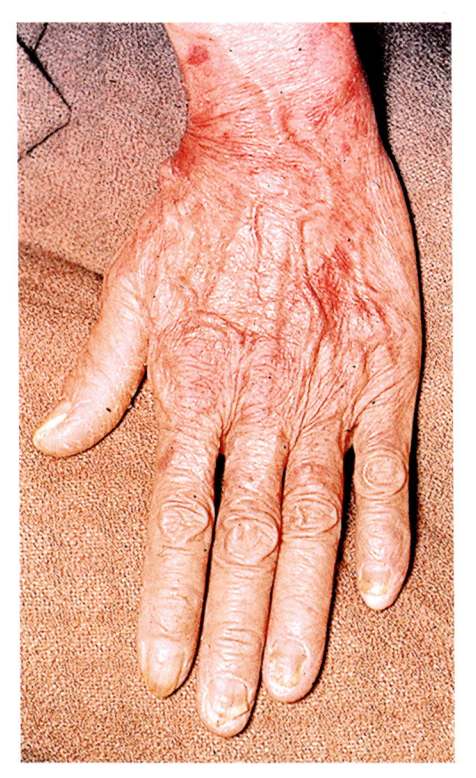

図2-34　72歳女性．ここ数年，ちょっとぶつけただけでも手背に出血斑ができやすくなりました．白濁変形した爪はKOH標本で真菌要素陽性であり爪白癬です．

2・2・7. 下　　　肢

　皮膚自体は薄くなり，太った女性では，拡張した毛細血管が脂肪組織の多い大腿あるい下腿のところどころにみられます．冬には皮膚表面に乾皮症の変化のもっともおこりやすいところは下肢，とくに下腿の伸側です．

　スカートをはいている女性は光老化が下腿にみられ，前腕伸側と同様に雀卵斑，脂漏性角化症や日光性黒子が散在してみられます．もちろん，突発性滴状白斑もよく認められます．ときに**ボーエン病**が軽いかゆみを生じると貨幣状湿疹と紛らわしい臨床像を呈することがあります(図2-35)．ステロイド外用剤に反応の悪いものでは，生検をしてみる必要があります．異常な大小不同の表皮細胞が配列が乱れて存在します(図2-36)．

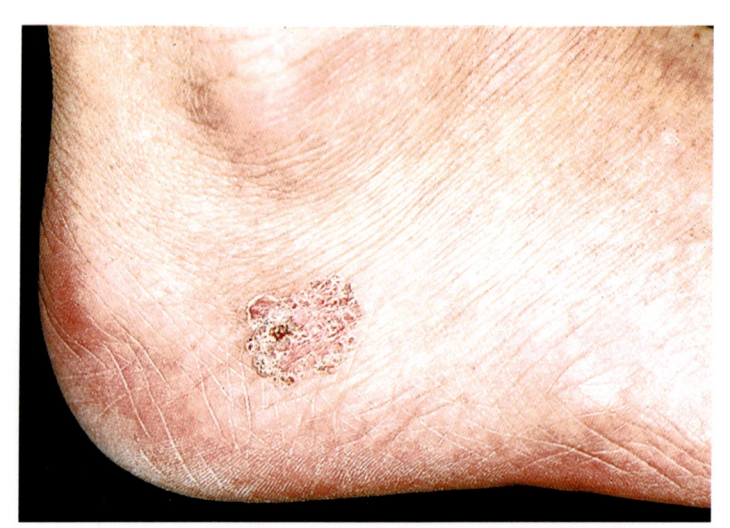

図2-35　70歳男性．4，5年前から，ややかゆい斑が足にあり，近所の医師から湿疹として治療を受けていました．

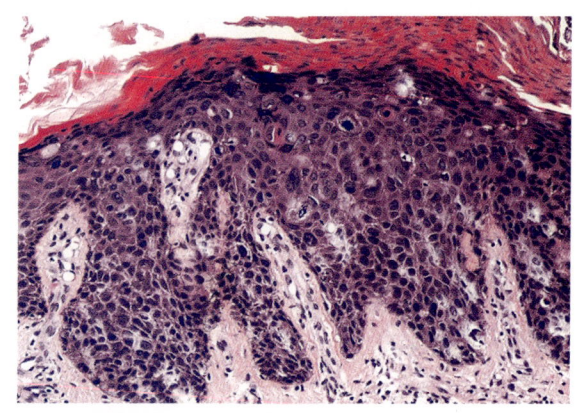

図2-36　図2-35の組織像．表皮細胞は大きさもまちまちで配列が乱れ，核分裂像や異常角化細胞が散在してみられます．

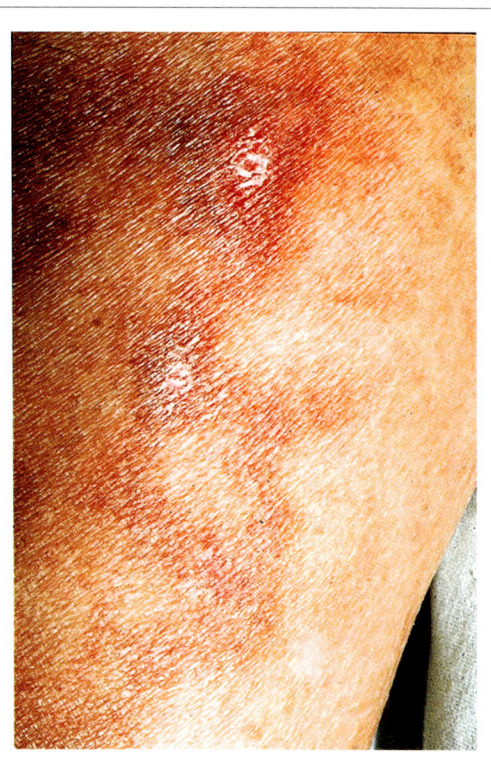

図 2-37 76歳男性．いつも冬は寒いのでストーブに当たり，テレビをみています．いつの間にか下肢に樹枝状の赤褐色斑がでていました．

　静脈の血流が遅くなると赤紫色の樹枝状皮斑(livedo reticularis)が生じます．多発動脈炎の可能性を考え好中球細胞質抗体(ANCA)，静脈血栓を生じやすい抗りん脂質抗体症候群の検討をします．老人は冬寒くて動かずに慢性に同じ場所を暖房に当て続けていると，樹枝状の赤褐色斑である**温熱性紅斑；ひだこ**(erythema ab igne)も生じてきます(**図2-37**)．これが長期続くと，光老化と同様に前癌状態に発展しえます．

2・2・8. 外 陰 部

　患者さんとしても一番診察されたくない部位です．とくに，悪性腫瘍ができている場合，自覚症がなければ隠そうとまでされますので，手遅れにならないよう診察して行く必要があります．

　陰股部は腋窩と同様に常在微生物もおおく，その刺激で皮膚の合わさる部位に光沢のある紅斑を呈する間擦疹を起こしやすいところです．皮膚炎症状さえあれば，おむつの有無にかかわらずカンジダ症を疑い，鱗屑をつけた赤色丘疹や膿疱があればかならず角層を採取しKOH標本として観察します．このような慢性の刺激を受けやすいため，陰股部は脂漏性角化症がよく見られる部位です．

　外陰部は瘙痒症のおこりやすい部位です．しかし，この自覚症状だけにひきずられないようにして，なによりも年齢とともに悪性腫瘍の出現頻度も高いため，それを念頭に置いて観察します．とくに，限局性の皮膚炎症状，色素沈着あるいは色素

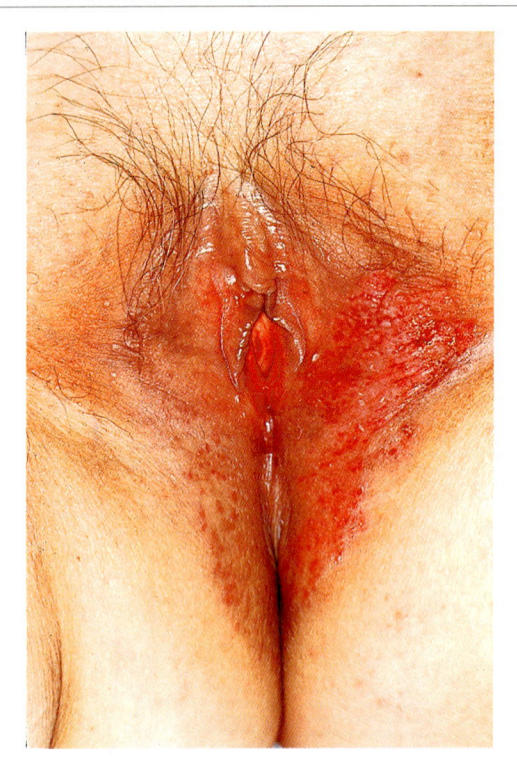

図2-38 70歳女性．10年ほど前から外陰部がかゆく，近所の医師から湿疹として時々塗り薬を処方され塗っていました．

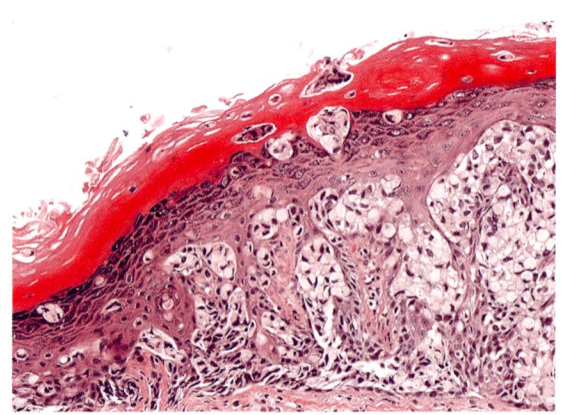

図2-39 図2-38の生検組織像．表皮内に明るい大きな細胞が散在して，みられます．

　低下や色素脱失斑があれば，表皮内での腺癌の細胞の増殖による**パージェット病**を念頭に診察し，適宜生検をします（図2-38）．パージェット病の角層はカンジダ感染の温床です．真菌要素がみつかると，抗真菌剤さえ塗ればよいという対応をせずに，その効果を確認します．あまり反応がよくなく皮膚炎症状が残れば生検をして腫瘍細胞の有無を確かめます（図2-39）．

　もう一つかゆみのある重要な疾患として**硬化性萎縮性苔癬**(lichen sclerosus et atrophicus)があります．外陰部が角化し浸軟し白色を呈するとともに皮膚あるいは粘膜は萎縮して見えます（図2-40）．外陰部の白板症とされたものの多くは，これが進行し，浸軟して白い角化が目立つようになったものです．いずれも，ときに生検をして進行していないことを確かめることが重要です．

　これらとは逆に亀頭部に赤い局面を見た場合，乾癬の病変が他の部位になければ，この部位のボーエン病である**紅色肥厚症**(erythroplasia(Querat))を疑い生検が必要です．

　まだらで徐々に大きくなる不規則な色素斑を見つけたら口唇と同様に粘膜悪性黒色腫の前癌状態を疑います．前述のABCD基準に則って鑑別してゆきます．

　陰嚢に無症状で散在して生じる赤黒い丘疹は**陰嚢被角血管腫**(angiokeratoma of

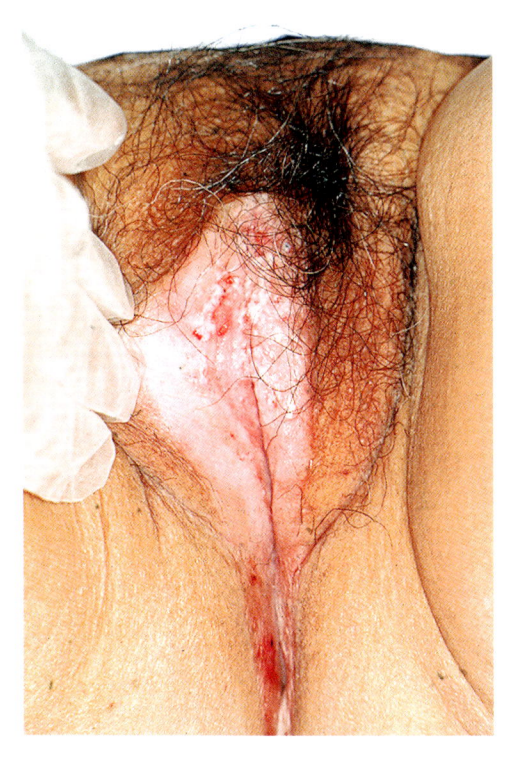

図2-40 64歳女性．10年ほど前から，外陰部がかゆく，ざらざら感じられます．

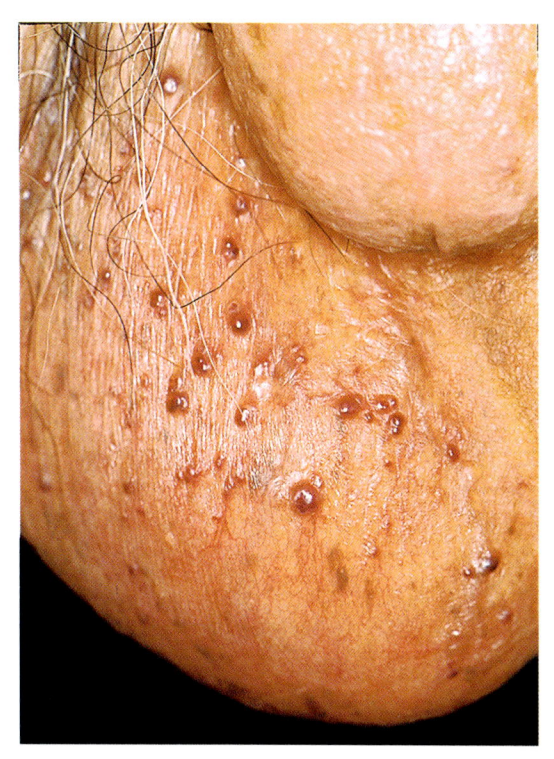

図2-41 61歳男性．10年ほど前から，陰嚢に赤いぶつぶつがあることに気づいていましたが，なんともないのでそのままにしていました．

Fordyce）です．表皮のすぐ下の小静脈が部分的に拡張したものです（**図2-41**）．これは無害であり放置して差し支えありません．気にするのであれば，液体窒素による凍結療法を行います．

2・2・9．手掌と足底，手指，足趾

　手掌と足底には毛嚢・皮脂腺がなく，角層が厚いため，乾燥しひび割れ，いわゆるあかぎれができにくいように発汗が豊富です．しかし，高齢者では発汗がすくなく，かつ角層は厚くなりますので，ひび割れはかかとや足縁の部分に空気の乾燥する冬によく起きてきます．足底では限局性の角化増殖があれば，血流障害を疑います．若者のいわゆる「魚の目」が足底疣贅が圧倒的に多いのに対し，老人では血流障害による**鶏眼**（clavus）がよくできます．

　さほど手仕事をしないのに，この部分の皮膚が荒れた感じで乾燥し厚くなり一面に細かい鱗屑をつけ，亀裂がある場合，角質増殖型白癬を疑い真菌要素の検索を行います．また，麻痺がある場合に握ったままになった手掌，靴下をはいた足などに包まれたままになっていますので，それを脱がせて足の裏，足の爪，趾間の状態も観察します．これらの部位は，高い湿度で真菌症の温床になっていることがありま

す．厚く濁った爪の存在に加えて，乾燥し落屑のみられる足底の変化があれば，角質増殖型白癬の存在の確率が大です．かならず，KOH 標本で真菌要素の検索をする必要があります．往診さきであれば，薬包紙に落屑や掻き落とした角層片を紙片に包み持ち帰り，あとで検索をします．これが陽性である場合には，軀幹や四肢に生じた限局性の皮膚炎が体部白癬である可能性も疑う必要があるからです．

　掌蹠の紅斑，あるいは潰瘍形成は凍瘡状紅斑性狼瘡(chilblain lupus erythematosus)を疑わせますので，抗核抗体など自己抗体の検索が必要です．

　手指，足趾も血流障害が起きやすいところです．気温の低下や水で冷えただけで敏感に痛みと，赤紫の変色を起こすレイノー症状では膠原病の検索をします．指趾末端の点状の潰瘍は強皮症，指背部に紅斑がでれば紅斑性狼瘡，指背の関節部伸側に一致した紅斑がみられれば，**皮膚筋炎**のゴットロン徴候を疑います．これらの疾患では爪の根本を覆う爪小皮が異様に延長し，そこに出血による暗赤色の点がよくみられます(図2-42)．

　指に無症状の皮膚色の結節や腫瘤ができた場合は腱鞘の組織球由来の巨細胞性腱鞘腫(giant cell tumor of the tendon sheath)，指趾末端で爪の根本に皮膚色の柔らかい結節や腫瘤ができた場合は粘液嚢腫を疑います．

　皮膚色の突出した結節や腫瘤が足底や足縁にある場合はまず，エックリン汗孔腫(eccrine poroma)を疑います．

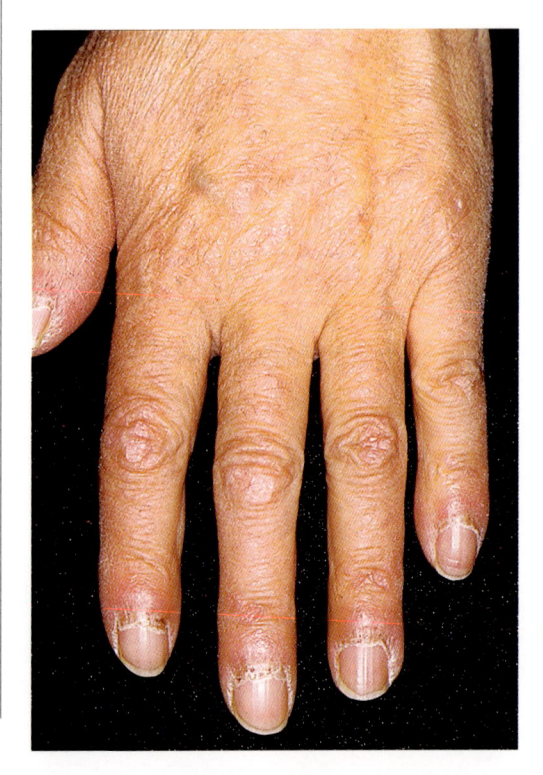

図2-42　図2-14の62歳女性の手背の所見．1カ月ほど，顔が赤らんできました．腕が重く挙げにくい，イスから立ち上がるのが大変です．

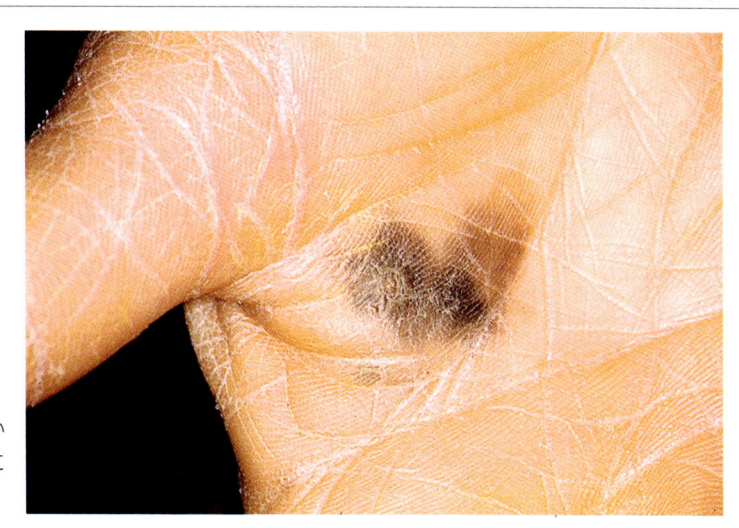

図2-43 65歳女性．3年ほど前から掌に黒色色素斑があり，次第におおきくなってきました．

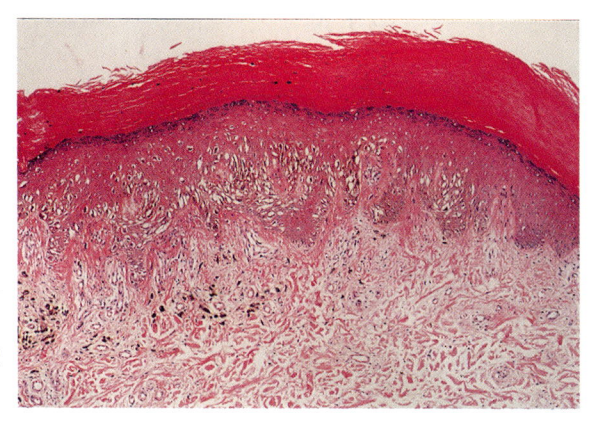

図2-44 図2-39の生検組織像．表皮内にメラニン色素を持ち大きな核の明るい細胞が多数みられます．角層，真皮上層にメラニン色素を沢山認めます．

　この部分は環境からの刺激につねにさらされるため，後天的な色素性母斑のできやすいところです．とくに東洋人，黒人では**末端黒子型悪性黒色腫**が起こりやすいため，その初期では良性の色素性母斑との鑑別が重要で，前述（26頁）のABCD基準に則って鑑別してゆきます．すなわち後天的に生じた色素斑が(1)A(asymmetry)非対称性で，(2) B(border)辺縁が不整，(3) color(C)色がまだら，(4) D(diameter)直径が6mmを越えて，大きくなり続ける異様な色素斑であれば前癌状態（melanoma in situ）を疑い，デルマトスコウプでも観察します（図2-43）．この組織像では表皮内に大きな空隙を沢山つくり，異型性を示すメラノサイトがメラニン色素とともに，ちょうどパージェット病の組織のように散在して見られます（図2-44）．

2・2・10. 爪

　老人の爪は厚く，かつ表面に縦の溝が目立ちやすくなります．とくに第1足趾の爪は硬くて爪切りがしにくいため，寝たきり老人などで放っておかれると長く延び異様に変形して延長し，爪甲鈎彎症（onychogryphosis）と呼ばれる変化を示してきま

す．もちろん爪白癬もこれを起こし得ます．全ての爪が大きく指先を覆うように曲がって，黄色く濁り厚くなっていれば，四肢のリンパ浮腫や気管支炎の存在でおきる黄色爪症候群(yellow nail syndrome)を疑います．

部分的に爪が白くなることは，その時期にのみ爪に角化異常が起きていたことを示します．爪が萎縮した横溝を示すBeau's lineは重篤な疾患に一時的にかかったあとの遺残物といえます．散在して白色，または黄色い濁りの部分がみられ厚くなっていれば，爪の先端のほうから爪の下を見てみます．爪下に鱗屑のようにみえる部分が沢山詰まっていれば，爪白癬を疑い，掻き落としKOH標本で真菌検査をします（図2-34，4-3参照）．真菌が陰性であり，かつ爪を取りまく皮膚も紅く腫脹し爪囲炎の症状がある場合には**乾癬**を疑い，他の部位とくに頭皮を綿密に調べます．乾癬でも膿疱性乾癬(pustular psoriasis)や末端の膿疱性乾癬であるアロッポウ稽留性肢端皮膚炎(acrodermatitis continua Hallopeau)でこの変化はおこりやすく，その場合，手指，足趾の関節炎が合併することが多いので，間節の腫脹や変形にも注意します．経過とともに爪は崩れ脆い厚い鱗屑のような状態にかわってきます（図2-45）．ただし，第5足趾の爪はこのような疾患がなくとも，濁ったり変形していることがあります．

爪の表面の凹凸が目立ち爪を取りまく皮膚も紅く腫脹している場合，爪と皮膚との間にカンジダの増殖があってカンジダ性爪囲炎をおこしている可能性もあり，この部分の角層を培養します．カンジダ症では培養のほうがKOH標本での真菌要素検

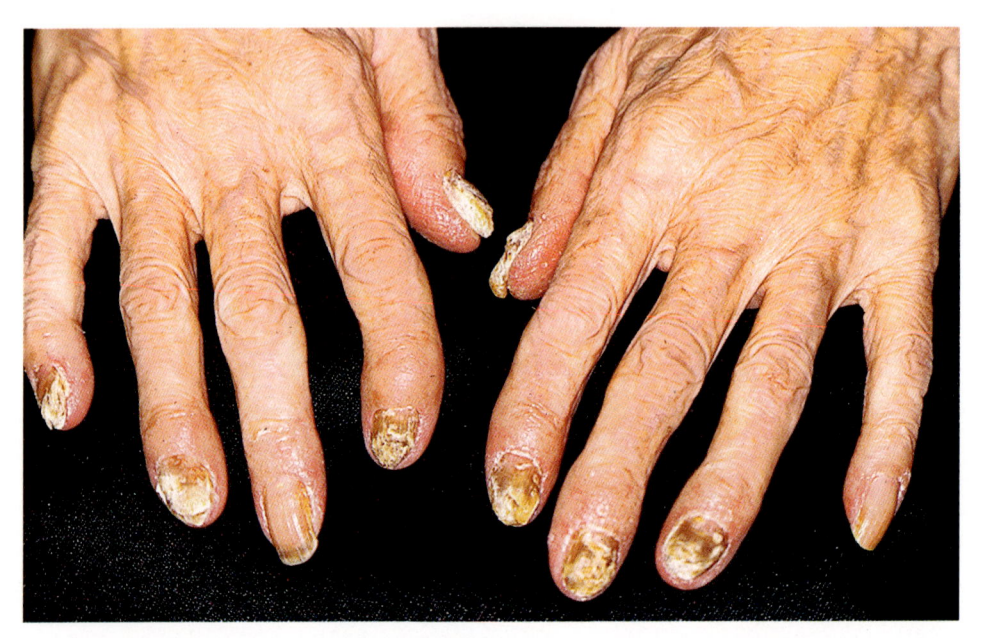

図2-45 62歳女性．15年前から関節痛があり，指は変形してきました．爪も白く濁り肥厚しています．爪白癬を疑いKOH標本を調べましたが，真菌要素は見つかりません．

出より陽性率が高くでます．爪に淡褐色の縦のすじができることは，日本人の老人ではよくみられることで，さがすと複数の爪にこれが認められます．一方，一つの爪だけに，くっきりと濃い黒褐色の線条が見られる場合は，子供であれば問題がなくとも，老人では要注意です．すなわち，**爪下悪性黒色腫**の早期(subungual malignant melanoma in situ)である可能性が考えられるからです．これも手掌や足底と同様ABCD基準に則って鑑別してゆきます(ただし，D(色素線条の幅)は6mmではなく3mmです)．とくに爪の根本，すなわち爪母を覆う後方爪廓にまで，黒褐色の色素斑が存在する場合，その大きさを問わずハッチンソン徴候として爪下悪性黒色腫の可能性が強く考えられる変化です．

色素性腫瘍だけでなく，このような黒色線条で爪母のボーエン病を私たちは経験しています．

ときに爪の下に数mmの暗赤色から黒色の斑が突然みられるころがあります．このほとんどは爪を取り除き，その下を見てみると凝血塊がみつかり，**爪下血腫** (subungual hematoma)の古いものとわかります．悪性黒色腫でもそんなに急には大きくなりませんし，爪母にできた色素斑ならば爪の伸長にともない線状にみられるはずです．

根元の爪母の部分が膨れ爪に縦の変形がある場合には，その部分の腫瘍を疑います．そのような状態で，すこしでも指先で硬いものをたたくと強い痛みがある場合には，グロムス腫瘍の可能性が大です．

逆に爪の末端が盛り上がっている場合，角化が目立てば爪下疣贅，爪下ケラトアカントーマ，つるっとした皮膚色の結節が爪を押し上げていれば**外骨腫**(exostosis)，軟骨腫(enchondroma)を考え，生検をします．

3 治療薬

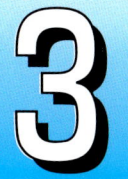

3・1. 外用剤

　外用剤は皮膚に塗りますので，それが付着するところは角層です．角層を構成するものは基本的にタンパクからなる角層細胞と細胞間を埋める細胞間脂質です．この細胞間脂質の存在があるため体内の水分を乾燥した外気に失うこともないし，そとからの物質の体内への自由な透過がおきません．すなわち皮膚のバリアの本態をなしています．そのため，塗布した外用剤もゆっくりとしか角層を通過してゆきません．もちろん正常の皮膚からは大量の透過を期待することは無理です．

　バリアの本態が角層の脂質であることから，角層を透過するには脂溶性の物質のほうが水溶性の物質よりも容易です．私たちが外用剤としてよくもちいるステロイド，ビタミンD3などはいずれも脂溶性です．一方，ビタミンB，ビタミンCなど水溶性物質を外用により皮膚に吸収させることは容易ではありません．幸いなことに，表皮が侵されるような疾患では角層形成に異常が当然おきてきますので，外用剤の吸収は正常の角層よりも容易です．しかし，病変が真皮にあるような疾患で外用剤だけで治療することはむずかしく，内服薬の投与が要求されます．

外用剤自身は角層自体に働きかけ，変化させる働きがあります．もっとも重要なものは水分の補給です．角層は水分を保持することにより，柔軟性や表面の滑らかさを示すようになります．これにはクリームや乳液などの外用剤の基剤が含有する水を直接に補給することが一番早い方法です．ただし，脂質の含有量は少ないため皮表を閉塞し水分の蒸散を防ぐ働きは油脂剤におとります．そのため，水分と結びつきやすい水溶性アミノ酸など天然保湿因子とよばれる物質，ヒアルロン酸，ヘパリノイドや水溶性コラーゲン，細胞間脂質の主成分であるセラミドを外用剤に配合し，それを角層に補給することで，水分保持機能をますこともできます．

　脂質成分により皮膚の表面を覆う密封効果で，水分の蒸発を防ぎ角層を湿らせる働きは，もちろん脂質が主体の基剤である軟膏の塗布で期待できます．しかし，効果がでるまで少々時間がかかることと，べたつき感があります．

　一方，表面の水分を保てず乾燥し剥がれかけた鱗屑や亀裂を生ずる病的な部分を剥離し表面を滑らかにする角層剥離の働きも外用剤にもたせることは可能です．外用剤の基剤に角層剥離作用をもつ薬剤，たとえば，尿素やアルファ・ヒドロキシ酸のグリコール酸，あるいはベータ・ヒドロキシ酸のサリチル酸を配合することにより，その働きを発揮させ得ます．いわゆる**角質溶解剤**です．

　さらには薬剤を角層のバリアを透過させ下の生きた組織に働きかけ，異常な角化過程を正常にもどす働きも期待できます．たとえば，副腎皮質ホルモン，ビタミンD3，レチノールなどの薬剤を配合することにより，このような働きを期待できます．これらの物質はいずれも脂溶性であり，基剤のなかの脂質成分に溶解し，それとともにバリアの主体をなす角層細胞間脂質を通過し表皮へと到達します．

　このように外用剤は基剤により，基本的にいくつかのグループに分けられます．基剤が油脂主体の**軟膏**，水と油脂の混合を界面活性剤の存在で可能にした**クリーム**，クリームの油脂が減らし，水を主体にし油脂を懸濁させた状態の**乳液**です．

　軟膏の方がクリームや乳液にくらべ，加えられている配合剤も少なく，その分だけ皮膚への影響も，それによる皮膚障害の副作用も少ないのですが，べたつき感はどうしようもありません．幸いなことに，老人の皮膚は若者にくらべ皮脂の分泌も少なく，角層はアミノ酸含有量が低下しているため乾燥する傾向があります．そのため，外用剤の基剤としては油脂主体の軟膏であっても，若者ほど塗布によるベタベタして不快を感じることも起きにくいといえます．

　逆に間擦部位など角層の湿りすぎで微生物が繁殖し，それにより皮膚炎が誘発されるというような場合には，水分を吸収し乾燥させる目的で，亜鉛華澱粉の粉末をふりかけたり，亜鉛華含有軟膏を塗布します．

　老人の皮膚は角層のバリア機能は若い人よりむしろ良いため，外用剤による刺激は病変部の皮膚でないかぎり，若い人より起こりにくいといえます．しかし，塗布

したものが高濃度，しかも長時間接触し吸収されると，四肢末端など皮膚の血流循環が低下している部分では，局所濃度が高く保たれるため，刺激症状も強くおきやすくなります．塗布回数は1日1回では角層の剝離，あるいは衣服等への付着があり，少なすぎます．少なくとも夜風呂から出た時，朝起きたときの二回の塗布がよいでしょう．ところで，単に角層だけを目標にした保湿外用剤の塗布でも有効性の高いものでは，塗布を毎日繰り返していると角層のターンオーバー時間から計算して，とても効果が続き得ない期間に亘り効果が持続するようになりますので塗布回数をへらすことができます．すなわち治療対象を角層に向けたcorneotherapyです．炎症のない皮膚なら1週間連続塗布すればそのあと1週間以上，保湿効果は持続するようになりますので，塗布間隔をいつまでも1日2回にする必要はありません．

　もっとも使用頻度のたかいステロイド外用剤を表皮角層の肥厚した慢性皮膚炎の部位に処置する場合，角層に十分水分を保たせたほうが良く吸収されます．風呂上がりでぬることはもちろん，2，3時間でもポリエチレンのラップで包む閉鎖密封療法(ODT)を行うと，効果はさらに発揮されます．これは毎日ぶっ通しで行おうと，微生物繁殖の温床となり，逆に皮膚炎を起こしかねません．かならず，長時間の閉鎖密封療法を行ったあとは，皮膚の微生物をよく石鹼で洗い落とします．悪臭があることは，微生物繁殖のひとつのサインです．

　現行の外用ステロイドはその薬効の強さより，strongestからweakまで武田により5段階に分類されます(**表，次頁**)．強力な外用ステロイドを正常皮膚に塗布した場合，1日おきに塗布するだけでも数日中に表皮の増殖は9割がた抑制されはじめます．2週間も正常皮膚に塗っていれば，ケラチノサイトの減少により表皮は薄く，メラノサイトの活性は低下し色素産生はへり，ランゲルハンス細胞も減ります．そのため，皮膚は白く薄く透明感がまし，毛細血管が透けてピンク色の様相を呈しはじめます．もちろん，この働きで炎症刺激などで肥厚した病変部の表皮は正常化にむかいますし，病変部が改善するとともに薬の付着した周辺の正常皮膚も当然，影響を呈しはじめますので，つねに副作用については周辺部の皮膚の変化から捉えるようにします．

　とくに角層のバリア機能の弱い顔面や頸部では副作用として，正常皮膚にステロイドに対する慣れ，1カ月もするとタキフィラキシーがおきだし，塗布を中止すると逆に皮膚炎が生じるステロイド皮膚症がおきてきます(**図7-5参照**)．

　さらに1カ月以上塗布が続けば真皮の結合組織の粗鬆化もおきてきます．もともと結合組織の薄い手背などでは血管支持組織が減るため，ちょっとした外傷で紫斑を生じやすくなりますので注意します．

　正常皮膚に塗布する限り内服用のステロイド1錠分の効果を期待することはむずかしいのですが，角層のバリア障害がある部位では良く吸収されますので，1日

表 ステロイド外用薬の薬効による武田の分類

薬効	一般名	市販薬品名
strongest S	(0.05%)プロピオン酸クロベタゾール：CP (0.05%) 酢酸ジフラゾン：DDA	デルモベート ジフラール, ダイアコート
very strong VS	(0.1%) プロピオン酸デキサメタゾン：DDP (0.05) ジフルプレドナート：DFBA (0.064%) プロピオン酸ベタメタゾン：BDP (0.05%) ブデソニド：BDS*	メサデルム マイザー リンデロンDP ブデソン
	(0.1%) 吉草酸ジフルコルトロン：DFV (0.05%) フルオシノニド：FAA (0.1%) アムシノニド：AM (0.1%) ハルシノニド：HL	ネリゾナ, テクスメテン トプシム ビスダーム アドコルチン
	(0.1%) 酢酸プロピオン酸ヒドロコルチゾン：HBP	パンデル
strong S	(0.3%) プロピオン酸デプロドン：DPP (0.12%) 吉草酸デキサメタゾン：DV (0.12%) 吉草酸ベタメタゾン：BV (0.025%) プロピオン酸ベクロメタゾン：BMP (0.3%) 吉草酸酢酸プレドニゾロン：PVA (0.025%) フルオシノロンアセトニド：FA	エクラー ザルックス, ボアラ リンデロンV, ベトネベート プロパデルム リドメックスコーワ フルコート
medium M	(0.1%) プロピオン酸アルクロメタゾン (0.1%) トリアムシノロンアセトニド：TA (0.02%) ピバル酸フルメタゾン：FP (0.1%) 酪酸ヒドロコルチゾン：HB (0.05%) 酪酸クロベタゾン：CB	アルメタ ケナコルト, レダコート ロコルテン ロコイド キンダベート
weak W	(0.1%) 酢酸デキサメタゾン：DA (0.25%) 酢酸メチルプレドニゾロン：MP (0.5%) プレドニゾロン：Pr (1.0%) ヒドロコルチゾン：HC	デクタン ヴェリダロールアセテート プレドニゾロン コートリル

10g以上のステロイド外用剤は連続塗布しないようにします．副腎抑制は朝のコルチゾール・レベルで測ります．

3・2. 内服薬

　お年寄りは，若者と違い体のどこかに故障があり，様々な薬剤を投与されています．なかには必要のないようなものもあります．そのため，皮膚科学的治療で，内服薬を処方する場合は，他の薬剤との相互作用に注意します．とくに，他科の抗ヒスタミン薬，抗アレルギー薬，抗真菌薬，抗生物質などを用いる場合，薬剤の相互作用に問題がないか，注意を払い調べてから処方します．よく，他科の主治医と連絡を取り合い，その上で薬を投与しましょう．ほかに，服用しているものがはっきりしない場合は，むしろ，投与しないことです．

4 乾燥性の皮膚病変

　皮膚の表面が乾燥し，細かい亀裂や鱗屑ができることは，下にある生きた皮膚組織までが乾燥しているわけではありません．老人の生きた皮膚自体は，むしろ，結合組織が疎になり，水分含有量はふえています．乾燥性の皮膚病変は角層の水分含有量が低下したために皮表の角層が硬くなり，からだの動きによりひび割れて起きる現象です．40歳を過ぎると老化の変化として，だれにでも冬に起きてきはじめます．それだけでなく，異常に体の乾燥が目立つ，あるいは足の裏や手のひらの乾燥が目立つひとが，お年寄りでは増えてきます．

4・1　老人性乾皮症（senile xerosis）

　季節が寒く乾燥した秋から冬にかけて，お年寄りでは，腰の周りから下肢にかけての皮膚がカサカサとして，浅いひび割れが無数に生じてきます（図4-1）．ひどいと表面に白い粉を吹いたように，ふけのような細かい鱗屑がポロポロとこぼれてきます．寝具のシーツにも一杯，これがこぼれて付いています．このような乾燥し

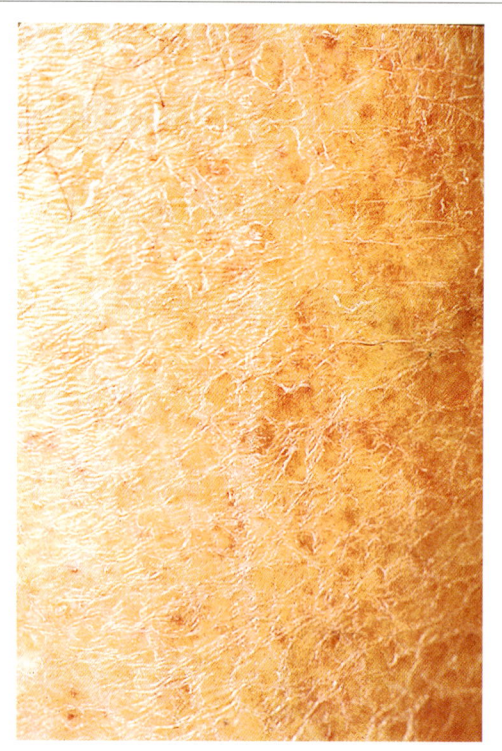

老人の皮膚疾患　診かた・治しかたのコツ

図4-1　老人性乾皮症の下腿伸側の皮膚.
表面にあさい亀裂が沢山みられます.

た皮膚は，冬季，仙台で観察してみると，60歳以上のひとでは，ほとんどの人の皮膚にみられます．

　これには角層の表面にあって水分の蒸発を抑える働きをする皮脂の分泌の低下が関係しますので，本来，皮脂の多い顔面，頭部，頸部，躯幹の上部にはおこりにくく，腰から下の下肢に好発します．そのため男性ホルモンの少ない女性では，すでに20代の後半から乾燥した冬にかゆみがおきてくるひともいます．それは皮脂の分泌が男性ホルモンによるため女性のなかには皮脂の少ないひともいるからです．

　このような皮膚ではまた，角層細胞間を接着させるデスモソームを分解し角層細胞を皮膚表面から脱落させる働きを持つ蛋白分解酵素が十分に作用しないため，角層細胞が皮膚の表面から剝離しにくく，貯留する傾向があるため，結果として角層のターンオーバー時間も延長し角層層数も多くなります．そのため，ひび割れがおきない限りは，バリア機能が十分に保たれています．老人性乾皮症の皮膚では表皮の上層での層板顆粒での角層細胞間脂質産生が低下しています．これにさらに角層内で水分と結びつき柔軟性を与える働きをする水に溶けるアミノ酸量の低下も影響します(図1-6参照)．すなわち，老化した皮膚は鮫肌といわれる尋常性魚鱗癬に似て，ケラチノサイトでのアミノ酸の前駆物質であるプロフィラグリンの形成がわるいため，アミノ酸の産生も低下します．これは光学顕微鏡，電子顕微鏡では，尋

4. 乾燥性の皮膚病変

常性魚鱗癬と似て，ケラトヒアリン顆粒の減少として観察されます（図1-3参照）．

　水溶性アミノ酸含有量が減っており，冬のように空気が乾燥した環境では外気から湿気を吸収することもできず，一方，バリア機能がよく，水分を含めて物質の透過しにい角層であるため，体内からの水分の補給も低下し皮膚の表面の角層は乾燥します．乾燥しある深さまでひび割れた角層からは表皮内の知覚神経のC繊維の末端へ刺激がゆきやすく，かゆみがおこります．この変化は角層の厚い手掌，足底にも起きてきます．その場合，角層が厚い分，ひび割れも深い生きた真皮組織まで道連れにして起きてきます．いわゆる，痛いアカギレです．

　このような乾燥皮膚の変化は水分を補うと消失します．風呂やシャワーのあとでは消えています．しかし数分もして，汗も引くとまた，乾燥して暖まった皮膚はますますかゆくなります．

　乾燥した角層からなる鱗屑がポロポロ剝けてくるからと，お風呂で石鹼をつけ，手ぬぐいでごしごしと洗うひとがいますが，これは厳禁です．石鹼で洗うべきところは皮脂分泌がよくて微生物も多い頭，顔，脇の下，股だけで十分です．他の部分は皮脂が少ないため，水分が角層表面から失われやすいので，毎晩，風呂から出たあと，ワセリンなど油脂剤をかゆいところ一面に塗ります．こういう処置だけで，それまでつらかったかゆみがかなり減ります．

　油脂剤がべたべたと感じられ，耐えられないというのであれば，角層剝離作用がある尿素を10ないし20％含んだクリーム基剤の外用剤，あるいは，保湿性の高いヘパリノイド含有のヒルドイド®を用いても構いません．塗布の頻度は皮膚表面の乾燥の程度によります．最低，1日2回，夜，風呂からあがったときと，朝起きたときには塗布します．足の裏，とくにかかとには，アカギレがよくおきます．風呂からでたところでワセリン，オリーブ油など塗り，その上からポリエチレンのラップで覆い，ずれないように縁を絆創膏でとめ，靴下をはきます．このようにして，一晩すると，乾燥性の変化はかなりよくなります．昼は尿素軟膏，あるいはワセリンの単純塗布だけにします．

　外気の気温が低くなると，空中の湿気は少なくても，一見，相対湿度は高くなります．気密性のよい住宅でその外気を取り込んで暖房で暖めれば，室内の相対湿度はぐんぐん低くなり，老人のように角層の水分結合能力の低い場合には，乾皮症の変化をあらわしてきます．洗濯物を室内に干すなり，可能であれば，加湿器を備えて室内の湿度を50％以上に保つようにします．しかし，いずれにしても季節が冬から春となり，暖かく空中の湿度が増すとともに，当然，症状は軽くなり，あるいは消えてゆきます．

4・2. 後天性魚鱗癬 (acquired ichthyosis)

　下腿を中心の乾燥を示す老人性乾皮症とちがい，軀幹ならびに四肢伸側の皮膚が「鮫肌」と呼ばれるように，一面に乾燥し，細かい鱗屑で縁取られた亀裂を生じる変化が魚鱗癬です(図4-2)．これは遺伝的な角化異常の疾患であるために，家系的にしかも子供の時から現れています．しかし，後天的にこれが生じてくる場合は背景に内臓の悪性腫瘍，とくにホジキン病など悪性リンパ腫との合併で生じてきますので，これらの疾患を視点においた検索が必要です．

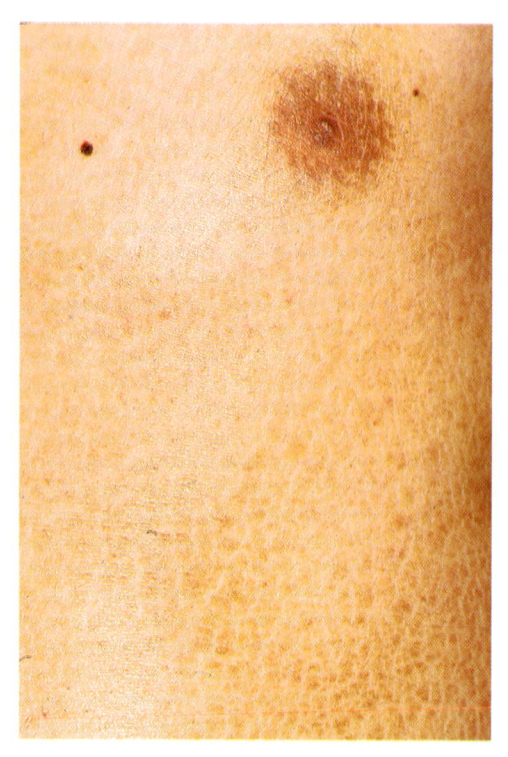

図4-2　後天性魚鱗癬の胸部の皮膚．
　毛孔を中心に褐色の鱗屑が付着しています．

4・3．手足の乾燥性の変化

4・3・1．鶏　　眼 (clavus ; corn)

　立って歩くときに足の裏で圧力がかかりやすい部分に限局性の角質増殖の起きたものが鶏眼，俗にいうウオノメです．やや隆起し，中心部に半透明の芯があります．これが水分を失い硬くなれば，ちょうど小石を足の裏につけているのと同様で，歩くときに皮膚を圧迫し，真皮の神経を刺激するため痛みがおこります．圧迫は炎症を引き起こし，炎症は角化を促進するという悪循環があり，ますます角層は厚くなります．

　鶏眼は血流の低下した中高年の皮膚にできます．血流低下は局所の代謝を低下させ表皮，角層の剝げかわりが遅くなるため局所的に角層の貯留がおきます．

　一方，似た症状でも，若者に出るものはほとんどが足底疣贅です．よくみると，乳頭腫状に角層表面が細かくギザギザしており，一部，乳頭層の毛細血管からの出血点が黒く点状に散在してみえます．これは，運動をする若者によくおきます．足底の角層が傷つき，そこにHPVが感染して表皮増殖，角化が盛んになり，できた腫瘍です．

　鶏眼の治療は，芯を含めて周辺の厚い角層をピンセットでつまみ，全体として，円錐状に先の曲がったハサミでくりぬくことにあります．決して生きた表皮までは傷つけないように，ともかく，厚い角層の一部を取り去る要領で取り除きます．圧迫してもう，痛くなければ，歩くこともできます．あとは，サリチル酸入りのスピール膏を張り付け，2，3日して，白くふやけ浸軟した角層をまた剪除します．足底疣贅でもこのような処置で治癒することはあります．

4・3・2．角質増殖型白癬 (hyperkeratotic tinea pedis and tinea manum)

　最近，老人人口が増すとともに，皮膚の悪性腫瘍の患者数も急激にふえてきました．このような方たちの足をみると，爪がみな厚く，白濁しもろくなっています(図4-3)．足の裏も角層が乾燥して厚く，鱗層が付着しています．KOH標本で角層や爪を調べると，真菌要素が陽性です．しかし，かゆみなど自覚はまずありません．せいぜい乾燥して亀裂ができた場合の痛み程度です(図4-4)．

　手掌にできる場合も，手の皮膚炎を思わす角質増殖主体で一見すると仕事で荒れた汚れた手のひらと言った印象があります．しかし，左右の手の乾燥した変化が非対称であるなど，異様であり，足にも同様な変化を見ることが多いので，KOH標本

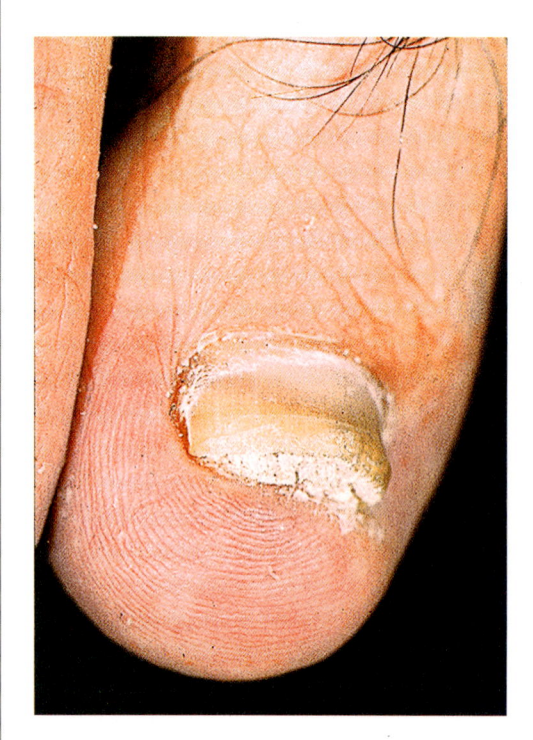

老人の皮膚疾患　診かた・治しかたのコツ

図 4-3　爪白癬．
　爪の先端がもろい亀裂の入った鱗屑の塊のような爪がみえます．

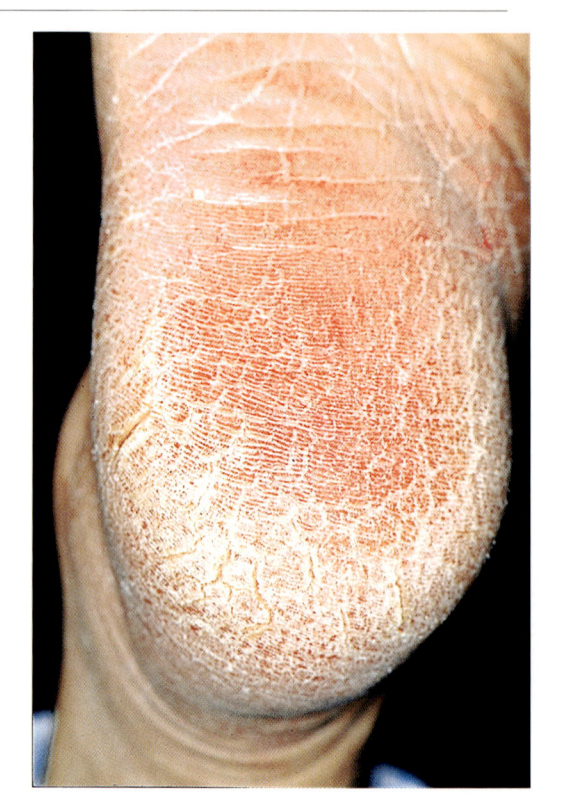

図 4-4　角質増殖型白癬．
　かかとの部分が単に乾燥して白くみえますが，KOH 標本で観察すると，真菌要素が認められます．

　の検索は必須です．角質増殖型白癬では角層が厚いため菌がみつけにくいこともありますので，病変の辺縁を中心にできるだけたくさん角層標本を採取し綿密に調べます．
　白癬は白癬菌が角層内に侵入し，その放出する菌体成分あるいは代謝産物による皮膚炎です．若く元気なひとに感染すると，ほとんど１，２週のうちにこれらの物質に対する接触アレルギーが成立し，紅斑，小水疱を生じてかゆくなり，いわゆる汗疱型あるいは趾間型足白癬の症状がおきます．この場合には菌の抗原であるトリコフィチンを用い，スクラッチ・パッチテストをすると遅延型の湿疹性反応を起こしてきます．接触アレルギー反応は表皮の増殖を昂進し，角層のターンオーバーを速くし，落屑とともに角層内の菌を排除するように働きますので，抗真菌薬の外用にもよく反応します．
　ところが老人のように免疫の低下したひとでは，細胞性免疫機能が低下しているため，菌体成分への接触アレルギーは起こりません．しかし液性免疫は保たれているため，即時型のスクラッチテスト，プリックテストは陽性で10分から15分で膨疹や発赤がおきてきます．角質増殖型白癬はあとで述べるノルウェー疥癬と類似の背

景でおきるわけです．角質増殖型白癬では，真菌培養で検出される菌はほとんど *Trichophyton rubrum* です．この菌は人類にもっとも頻度が高く蔓延し，それだけ，生体の免疫反応を起こしにくい菌です．

　現行の抗真菌薬は，みな，白癬菌には有効ですが，老人では生体の免疫による排除機構が働きにくいため，炎症症状の強い白癬にくらべ根気良い塗布を指導する必要があります．とくに自覚症に乏しいため，落屑や角質増殖が見えなくなってからも１カ月は塗布をさせることが再発予防のためには大切です．塗布だけで難しい場合は抗真菌剤の内服をさせます．爪白癬の半分の期間を考慮すれば十分でしょう．

　多くの患者さんでは，爪白癬も合併しており，皮膚だけの治療では症状が消えてもまた，爪から菌が周りの皮膚に感染を起こしてきます．爪白癬の治療には，抗真菌剤の内服が必要です．静菌的に働くグリセオフルビンでは，１日500mgの内服を１年間続けても半数程度しかよくなりません．テルビナフィンあるいはイトラコナゾールの内服は４カ月の内服でも８割に有効です．この場合，かならず，他に内服薬を飲んでいないかどうかをチェックすることが大切です．とくにイトラコナゾールは相互作用をしあう薬剤が多く注意が必要です．あまり，何種類も内服薬を常用している患者では，それが減る時期，あるいは内服をやめることができた状況で，抗真菌薬の内服をはじめるほうがよいでしょう．

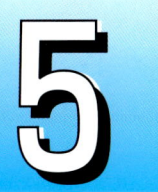

5 全身の発疹―薬疹 (drug eruption)

　若者の検査データを正常値の基準として老人のからだを調べれば，いろいろな異常がみつかることは当然です．これまで多くの医師はそれらに対して対症的に薬を処方して対応してきました．ビタミン剤など栄養剤を除き，医師が処方する薬剤は薬効があるからには，一定の用量を超えての投与あるいは投与の持続をしていれば体に悪い影響を与えうるものばかりです．しかし，一般的に薬という名前の響きから想像するものは，「体によいもの」という観念です．そして，日本人の国民性として薬好きがあります．そのため，社会でお年寄りの占める人口比率がませばますほど，薬を服用する人達が多くなります．

　ある病院の整形外科で関節痛に投薬を受け，べつの近所の内科医院で高血圧と高脂血症，さらに心臓への薬剤を処方され，俗に「鳩が豆を食べるように」と形容されるごとく，一度に沢山の薬剤を処方されているような症例がいることに驚かされます．その数，平均3.7剤ともいわれています．その中には当然，薬に対して体が異常に反応し，皮疹や粘膜疹をすなわち薬疹を生じてくる人もいます．

　一般には全身性に発疹が生じる場合，なんらかの体の中での反応の現れと考え，まずは**中毒疹**と診断します．こどもにくらべると，老人はそれまで多くの環境の微生物に感染しており，それらによる中毒疹は起きにくい体をしています．しかし，

薬を飲む機会が多いため，薬に対する免疫反応による薬疹はよく起こります．

　同じ施設で調査した横浜市立大学の薬疹の年齢比率の統計をみると1980年前後では22％であったものが，1990年前後には32％と増えています．すなわち薬疹の頻度は，今後ますます増えると言えるでしょう．しかも，薬という名前の響きで，こちらが尋ねなければ，患者さんは一日にどれだけ薬剤を内服しているかも言ってくれません．

　お年寄りに多い薬疹の型は苔癬型と光線過敏症です．老人の薬疹での原因薬剤としては，循環器系統の薬剤の比率が高く，そのほか，抗生物質，鎮痛消炎剤，抗ガン剤，睡眠剤などがあげられます．

5・1. 苔癬型薬疹 (lichenoid drug eruption)

　四肢を中心に，かゆい紫紅色の扁平な丘疹や，鱗屑を伴う直径1，2センチの紅斑を生じ，それが時間とともに赤紫への色調がかわってきます．皮疹が消退したあとには，やや青みがかった色素斑を残します（図5-1）．

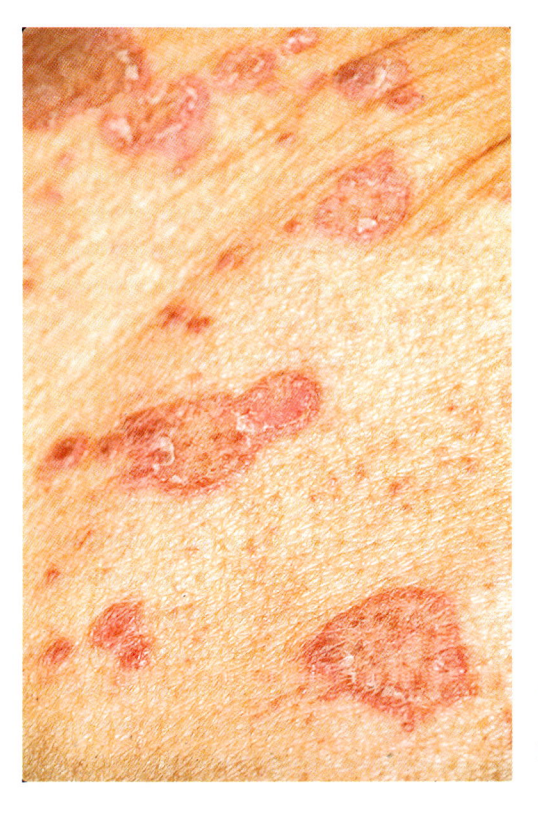

図5-1　シンナリジンのよる苔癬型薬疹．
　全身に対称性に生じる，やや赤紫調のある鱗屑性紅斑で消退後には色素沈着が著明です．

　本症では生検をして組織的に診断を確かめる必要があります．表皮下の真皮に帯状の密なリンパ球の浸潤があり，リンパ球は表皮を攻撃し，基底層には破壊による液状変性があります．そのためメラニン色素が真皮に落ち，それをマクロファージが貪食しています．真皮のメラニンは青く見え炎症の赤味と一緒になり赤紫色を呈します（図8-5参照）．薬疹による扁平苔癬では好酸球も浸潤細胞に混ざっていることがあります．

　原因薬剤は本人が持参した薬を調べるよりも，主治医に手紙を書き内服薬の内容をきちんと調べ上げることが大切です．かつて20年以上も前には血管拡張剤のシンナリジン，脳代謝改善剤の塩酸ピリチオキシンによる症例が多かったのですが，最近では塩酸プロプラノールなどベータブロッカーや，塩酸ジルチアゼム，ニフェジ

ピンなどカルシュウム拮抗剤，ACE阻害剤(カプトプリル)などの降圧剤やチアジド系利尿剤によるものがふえています．そのほか，抗結核剤やリウマチ治療薬の金チオリンゴ酸ナトリウムもおこしえます．

　皮疹の組織像からは，薬剤抗原が表皮細胞と結びつき，それをTリンパ球が攻撃する細胞性免疫反応が背景に考えられます．しかし，パッチテストあるいはリンパ球幼弱化試験は陽性の場合，参考にはなりますが，確実には内服中止による皮疹の改善消失，再投与による皮疹再現が一番診断上は確かです．一般の薬疹では原因薬剤を止めると速やかに皮疹は消退し，再投与でまた速やかに生じてきます．しかし，この型の薬剤は，内服開始から薬疹の発症までの期間が1カ月以上と長く，また，内服を中止しても他の薬疹のように短時日で皮疹が消退することがなく，少なくとも1，2週はかかることを考慮し診断する必要があります．

5・2. 光線過敏性薬疹 (photosensitive drug eruption)

　顔面のとくに鼻背，頬部，額や，うなじ，側頭部，上胸部，手背など露出部に限局し，日焼けのようなひりひりした一面の紅斑，腫脹，あるいは，かゆい湿疹性皮膚炎の症状を生じ，長い間に色素沈着あるいは色素脱出が生じているような患者さんには光線過敏症を疑います（図5-2）．

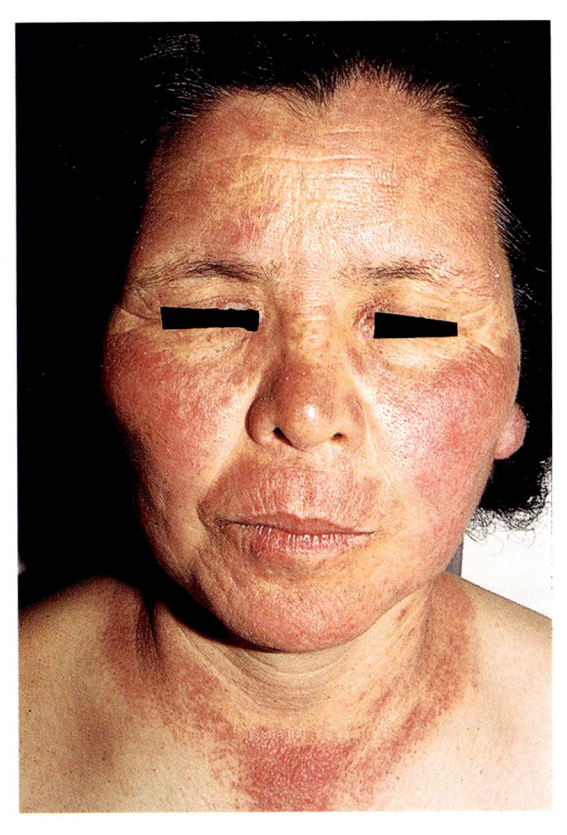

図5-2　チアジドによる光線過敏性薬疹.
　日光に当たりやすい鼻背，両頬，上胸部に著明ですが，蔭になる顎の下にはほとんど皮疹がありません．

　この型の薬疹はその発症機序から光毒性反応と光アレルギー反応とに分けられます．
　日焼けの激しいものに相当し誰にでも生じうるものは光毒性反応であり，内服量に比例して反応がおきます．一方，湿疹性病変は光アレルギー反応であり，光とくに長波長紫外線のUVAが当たることにより，薬剤が皮膚組織と結合し抗原となり，それに対する接触アレルギー反応と同様のTリンパ球の反応がおきたものが，光アレルギー反応です．しかし，光毒性反応を起こしやすい薬剤は光アレルギー反応をおこしやすく，両者の鑑別はむずかしいことがあります．
　原因薬剤は，循環器系薬剤が多く，ベータ・ブロッカーの塩酸チリソロール，チ

アジド系類似薬のメチクラン，ループ系利尿剤のフロセミド，チアジド系利尿剤，ACE阻害剤のカプロプリルが挙げられます．

向精神薬のクロールプロマジンはもっとも古くから知られた薬剤です．抗菌剤としてはニューキノロン系のフレロキサシンは30日以上の長期服用の高齢者におおくみられます．

痛み止めとしての非ステロイド系消炎剤ではピロキシカムで高頻度に光線過敏性薬疹がみられます．これは，かつてマーゾニンやマーキュロクロムのような水銀系消毒薬に対してアレルギー性接触皮膚炎を起こしたひとに，光接触アレルギー皮膚炎のかたちでおきてきます．

本症のほとんどがUVAときにUVBでおきてくるため，診断は被覆部で皮疹の出ていない背部に種々の強さのUVAを照射し，皮疹の再現ができるかどうかで，調べます．UVBは最小紅斑量(MED)の測定の要領でそれが異常に低下していないかどうかを調べます．

光線過敏性薬疹と診断した場合は，原因薬剤の投与を中止するか，まったく構造のちがう薬剤に切りかえます．

5・3. 播種性紅斑丘疹型薬疹（発疹型薬疹）
(morbilliform drug eruption)

　麻疹や風疹のような左右対称に赤い丘疹や紅斑が散在あるいは多発して生じる，薬疹の8, 9割を占める，もっとも一般的な発疹型の薬疹です．一般にはペニシリン系の薬剤がおおいのですが，老人では肝臓用薬のSH基をもつチオプロニン，抗てんかん薬カルバマゼピン，抗生剤アンピシリン，抗菌剤のエノキサシンなどの内服で頻度が高くみられます(図5-3)．

　また，老人であまり部位の限局していない慢性湿疹性皮膚炎がある場合にも薬疹を疑います．抗血小板薬のチクロピジンによって起こります．

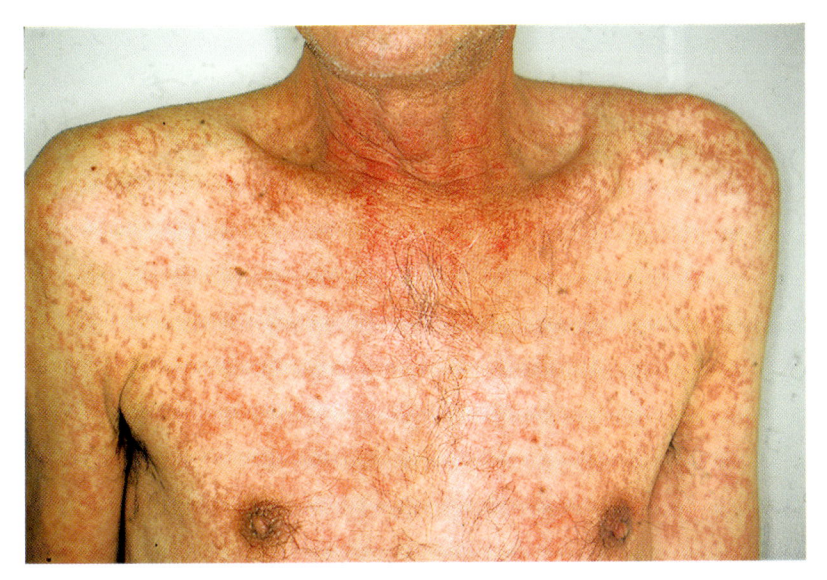

図5-3　アンピシリンによる発疹型薬疹.
麻疹や風疹の発疹と似た紅色丘疹,紅斑が左右対称に生じています.

　最近，抗けいれん剤，サルファ剤，ミノサイクリン，アロプリノール，メキシレチンなどの投与開始から2週間から6カ月の投与で，皮疹だけでなく多臓器障害をともなうhypersensitivity syndromeにおいて，ある種のウイルスの再活性化が認められています．すなわち，単なる薬疹でなく個体に感染し潜伏していたウイルスの再活性化がこの場合の症状発現には大きな意味をもちますので，これらの薬剤を内服し汎発性の皮疹だけでなく発熱をはじめ肝障害などが認められた場合には，突発性発疹の原因ウイルスであるHHV-6やサイトメガロウイルスなどヘルペスウイルス属の血清IgG抗体の上昇を調べる必要があります．

5・4．蕁麻疹型薬疹

　　急性蕁麻疹の大きな原因の一つです．ペニシリン系抗生物質，アスピリン，非ステロイド系鎮痛剤(NSAID)が原因薬剤として多いものです．アスピリンとNSAIDとの間には交差反応もあります．またアスピリンはシクロオキシゲナーゼを阻害し，プロスタグランジン代謝に影響し，蕁麻疹を増悪もさせる，IgE抗体によらない**偽アレルギー反応**を惹起しますので，かならず痛み止めを服用しているかどうか尋ねます．ときには血圧低下や呼吸困難などアナフィラキシーも合併することがあり，救急処置を必要とすることもあります．アナフィラキシーかどうかの決定にはマスト細胞の放出するtryptaseの血中あるいは尿中のレベルを測定し高値であることで確かめます．

　　血清病のかたちでIgG抗体と薬剤とが免疫複合体をつくり，補体を活性化させ，蕁麻疹様紅斑や関節痛をおこす**蕁麻疹性血管炎**の場合には，内服から数時間して発疹があらわれます．

5．5．薬疹の治療

　　薬剤の投与を中止するとともに，皮疹をすみやかに消退させるべく，外用ステロイド薬の外用をおこないます．しかし，皮疹の範囲が広い，あるいは症状が激しければ，プレドニン1日15mg位の内服をする必要があります．いずれも，原因薬剤が中止されていますので，1，2週間の治療で皮疹は消退するはずです．蕁麻疹には抗ヒスタミン薬を内服させますし，蕁麻疹性血管炎ではステロイドの内服が必要です．アナフィラキシー反応には酸素吸入，1,000倍エピネフィリン筋肉注射(0.5ml)，ヒドロコルチゾン100〜500mgの静注が必要です．

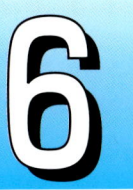

6 広範囲のかゆい皮疹

　昔から日本には孫の手という竹製の手の形をした棒があり，背中の手の届かないところを掻くために使われてきました．一度か二度，掻くぶんには問題ありませんが，皮膚を掻き続けることは表面の角層を破壊し，外界からの接触アレルギーの抗原や微生物の侵入を容易にすることになるため，止めなければなりません．

　かゆみを訴えている場合，からだのどの部位にある，どのような皮疹を背景にしたかゆみかであるかを探ります．**かゆみ**は表皮内まで分布する知覚神経の細いC繊維の末端が刺激されて伝えられる感覚ですから，一般には皮膚のごく表在性の炎症性変化が引き起こします．そのため肉眼的には血管拡張による発赤，紅斑，血管壁の透過性の昂進による浮腫があるはずです．この変化が肉眼的に認められるか否かで，炎症性の皮疹が原因のかゆみか，お年寄りに多い搔痒症かが決まります．

6・1　老人性瘙痒症；乾皮症性湿疹

　50歳を過ぎる頃から秋から冬にかけて，腰の周りから下肢にかけての皮膚がかゆくなるひとがいます．これを**老人性瘙痒症**(pruritus senilis)とよんでいます．この

ような皮膚は乾燥し，浅いひび割れが無数に生じ，老人性乾皮症(senile xerosis)と呼ぶと前章の4・1で述べました．そのうち，かゆみは2人に1人位の頻度でおこります．乾燥して，ある深さまでひび割れた角層からは表皮内の知覚神経のC繊維の末端へ刺激がゆきやすく，かゆみがおこります．

　かゆいために，お年寄りのなかにはよく風呂で石鹸をつけて，ゴシゴシと皮膚を洗うひともいます．このようなことをすれば，少ない角層中のアミノ酸や脂分はますます減り，さらにひび割れは深くなり，皮膚に敷石状の亀裂を生じ，乾皮症性湿疹；老人性湿疹(xerotic eczema；senile eczema)，欧米で敷石状湿疹(eczema pavementosa)などと形容される状態になります(図6-1)．

　このようなかゆみは皮膚の角層に水分を補うことで対処できます．水分に富んだ保湿クリームを塗ると，すぐにかゆみは消えてきます(4・1.老人性乾皮症参照)．お風呂で石鹸をつけ，手ぬぐいでごしごしと洗うことを禁止します．風呂から出たあと，皮膚の赤い亀裂が目立つところや，かゆい細かい湿疹性の皮疹がそこを中心にでてきた部分には，中等度の強さの副腎皮質ホルモン含有軟膏を塗布します．亜鉛華軟膏を延ばしたガーゼをその上からかぶせる重層法をもちいれば，皮膚を冷やす湿布効果にくわえて，引っ掻いて増悪することを予防できます．処置は朝にもやり，1日2回行います．かゆみというとすぐ抗ヒスタミン剤の内服をさせる医師がいますが，ヒスタミン遊離が主体の蕁麻疹とちがい，老人性掻痒症には鎮静作用はあっても，さほど効果はありません．外用剤による処置が治療の主体です．

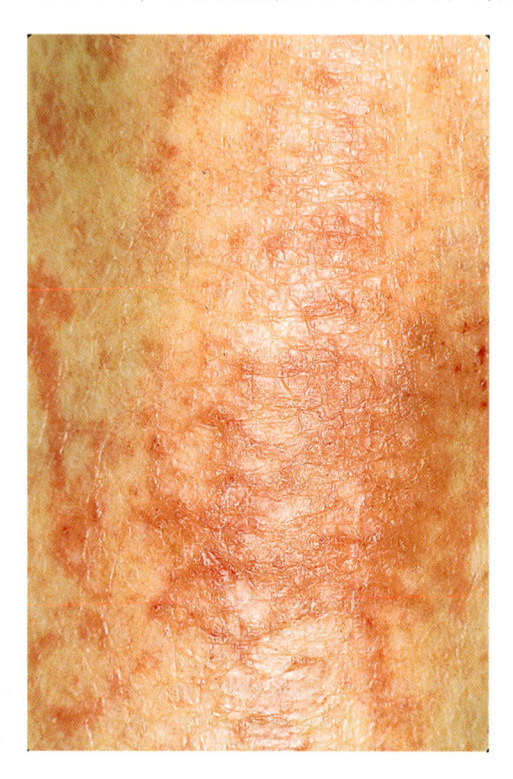

図6-1　乾皮症性湿疹．
　下腿の皮膚表面に浅い亀裂が入り発赤がみられます．

6・2. 貨幣状湿疹

　乾皮症性湿疹の部位に湿疹性の丘疹があらわれ，貨幣状湿疹にまで発展するひともいます．貨幣状湿疹は細かい丘疹や小水疱が集まった，まさに貨幣のような大きさのかゆい湿疹性病変が四肢さらには軀幹に散在して生じてきます(図6-2)．若い人では，アトピー性皮膚炎の患者あるいはアトピー性体質のひとが虫に刺された後の痒疹を掻いているうち，周囲に細かい湿疹性皮疹を生ずるという例が多いのですが，老人の場合はアトピー性体質は見つかりません．私たちが調べた結果では，一般には老人になると低下するはずの細胞性免疫機能が保たれていて，接触過敏症もおこしうるようなひとに，貨幣状湿疹は生じてきます．これらのひとはアトピー性皮膚炎患者と似て，ひび割れから侵入する環境のほこりのなかのタンパク抗原(空中抗原； aeroallergen)に感作されますので，正常皮膚をひっかいて角層のバリア機能を壊した上で抗原を貼付するスクラッチ・パッチテスト(scratch patch test)をしてみると，たとえばチリダニ抗原に対してアトピー性皮膚炎患者で見られると同様の湿疹性病変を生じます．さらに，空中抗原にはアトピー性皮膚炎患者と同様，IgE抗体も作られており，プリックテストをすると即時型の蕁麻疹型の反応を生じます．

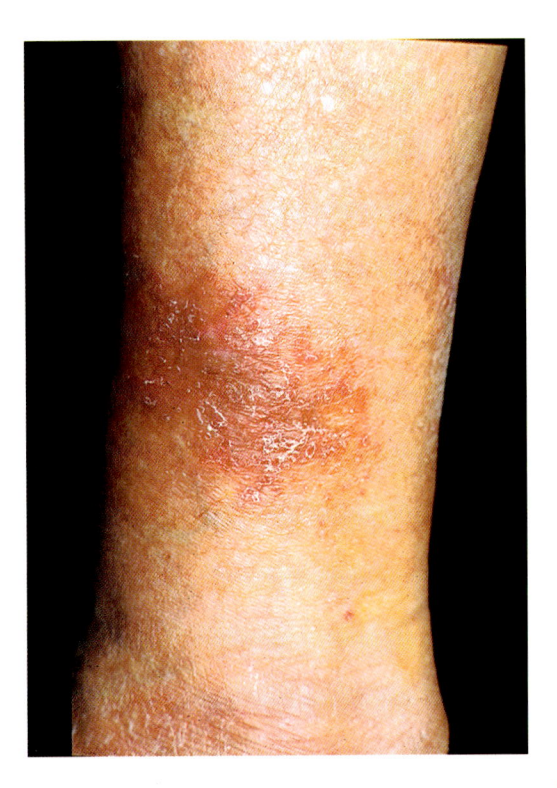

図6-2　貨幣状湿疹.
　細かい丘疹の集まった斑が四肢，軀幹に散在して生じてきます．

このような湿疹は背景となる乾皮症への対応も含め，貨幣状湿疹には，中等度の強さの副腎皮質ホルモン含有軟膏を1日2回塗布します．炎症が抑えられ，角層のひび割れがきえ，環境からの抗原の侵入がおこりにくくなれば，どんどんと良くなります．また病変部を掻くことを禁止する意味では，先に述べた重層法を用います．

6・3. 痒　　疹

　孤立した数mmのかゆい赤い丘疹から1cmまで表面の角化が目立つ結節がばらばらと散在して，あるいは集まって生じる状態を痒疹(prurigo)と呼びます．皮疹は痒疹結節です．一番，日常的な皮疹は蚊やダニや蚊にさされたあとに残る痒い丘疹で，このようなものは急性痒疹と呼んできました(図6-3)．だれでも，刺された部位だけに生じますので，分布は非対称，限局していることのほうが多いでしょう．

　ふつうのひとでは，数日で消えてゆくのですが，それが消えないだけでなく，いつまでもかゆみが続き，何カ月と掻いているうち，1cmにも及ぶ角化性の赤褐色の結節となって四肢や躯幹に散在性に残った状態のものを**結節性痒疹**と呼んでいます．若い人に生じる結節性痒疹のほとんどは，アトピー性皮膚炎の患者あるいはアトピー性体質のひとに生じます．虫に刺された後，そこに残存する虫体成分に対する遅延型ならびに即時型の免疫反応による炎症が続き，掻くことの刺激も加わった限局性の慢性皮膚炎の結果この状態を示します．慢性のアトピー性皮膚炎と同様，血清IgE値が高かったり，環境の多くの異種タンパク抗原へのスクラッチ・パッチテストやプリックテストが陽性反応を示します．ところが，臨床的には似て見えても老人の結節性痒疹ではそのような背景は全く見つかりません．検査結果も陰性です．多くは背景に糖尿病，内臓悪性腫瘍，ホジキン病，尿毒症，C型肝炎などさまざまな疾患があるひとに生じています．

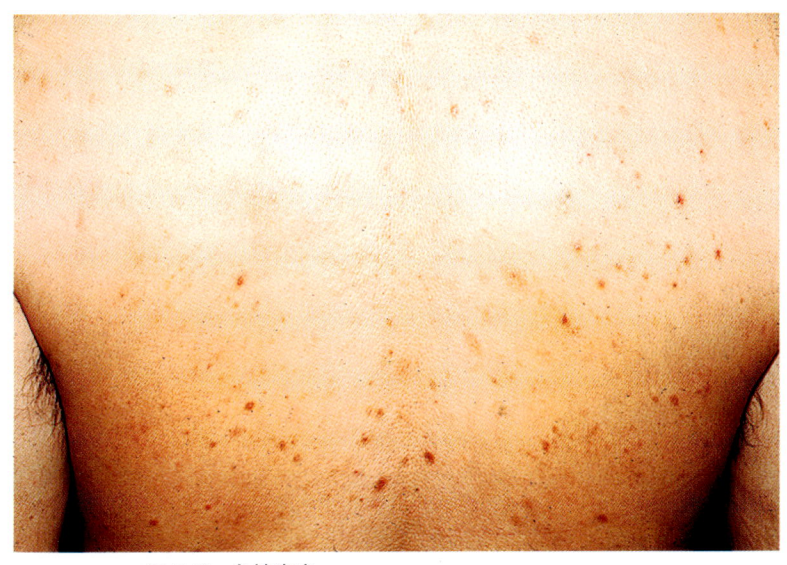

図6-3　急性痒疹．
かゆい赤色丘疹が孤立性に躯幹に散在してみられます．

一方，虫さされのような，はっきりした原因がわからず，数週間以上このような痒疹が軀幹を中心に散在，密集して生じるものを慢性単純性痒疹と呼んでいます（図6-4）．痒疹結節が痒いため掻いていて，それだけでなく，紅斑や細かい湿疹性丘疹が，これに混ざって生じてくれば，慢性多形痒疹と呼びます．これらもまったく背景ははっきりせず，結節性痒疹でみられたような内科的疾患がある例もありますので，全身的な検査をしておくことは必要です．

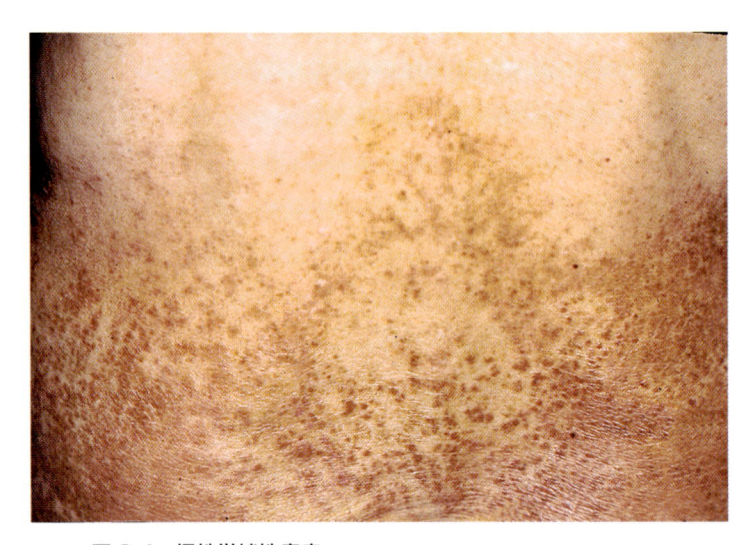

図6-4 慢性単純性痒疹．
腰背部を中心に，皆一様にみえる2，3mmのかゆい赤色丘疹が無数にみられます．

治療はステロイド外用剤が中心となります．結節性痒疹では夜間ステロイド外用剤を塗布し，さらにその部位をポリエチレン・フィルムで一晩密封するか，ステロイド入りテープ剤を張り付けることもします．この場合も12時間以上は貼りっぱなしにしないように注意します．

このような治療に反応しない場合，トリアムシノロン懸濁液を等量のキシロカインと混合し，2週間に1回，病変部に皮内注射します．この場合，繰り返して注射する場合には，皮膚の萎縮の出現に注意します．あるいは，液体窒素による凍結療法を同じ様な頻度で行います．これらでも反応しない範囲のひろい範囲の慢性痒疹には週1ないし3回，ソラレンを外用しUVAを照射するPUVAを2，3週間おこないます．多くの例でかゆみも，炎症もこれでかなりおさまります．

外出しない入院患者であれば，ソラレンを内服し2時間後にUVAを照射する内服PUVAをおこないます．この場合，たとえサングラスをかけていても散乱した紫外線はそのために拡張した瞳孔からはいり水晶体に影響して白内障の原因となります．内服PUVAを行う場合はくれぐれも外出の禁止が重要です．

6・4. 疥　　　癬 (scabies)

　激しいかゆみを伴い，軀幹，四肢に麻疹や風疹の発疹の様に細かい紅斑や丘疹が多発し，その間には数mmのやや大きな紅色の痒疹結節も散在し，さらに，よく聞くと，同じ家族内あるいは親しいひとにも同じ皮膚病をもつひとがいるとなれば疥癬を疑います（図6-5）．まずは，好発部位である指間部の皮膚，あるいは外陰部にもかゆい丘疹（図6-6），さらに細い線状の痂皮からなる疥癬トンネルがあるか

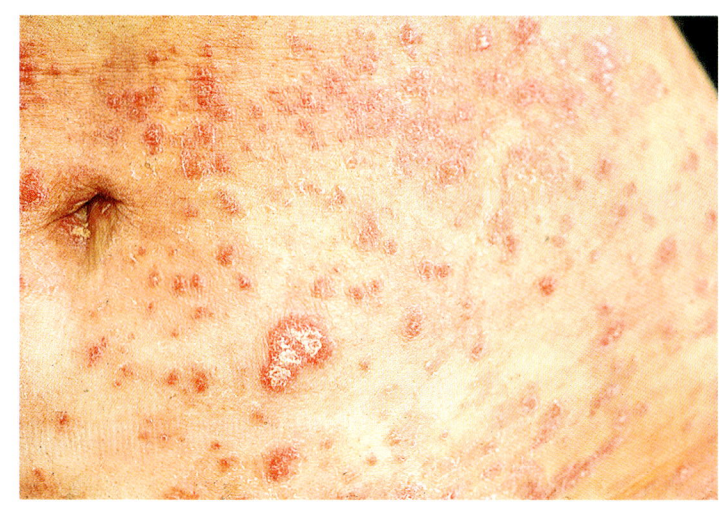

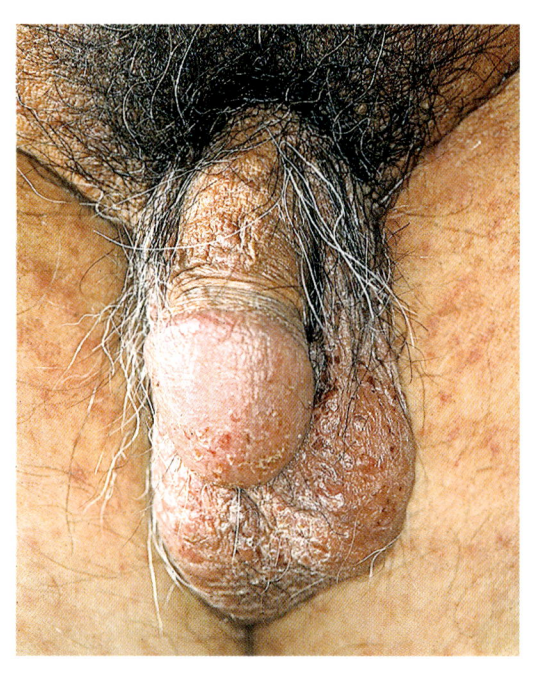

図6-5　疥　　　癬．
　2カ月ほど，湿疹としてステロイド外用剤による治療を受けていました．

図6-6　外陰部の疥癬．
　亀頭や陰嚢にかゆい紅色丘疹がみられます．

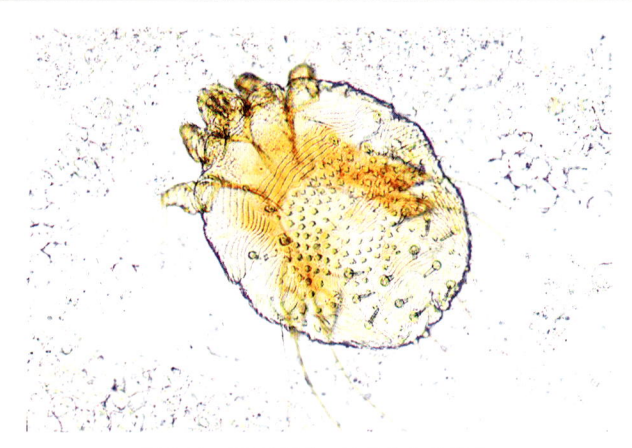

図6-7　KOH標本でみられた疥癬虫.

を調べます．怪しい疥癬トンネルを示唆する皮疹をみつければ，かならず，それぞれから鈍なメスで角層をかきとり，KOH標本を作製して検鏡します．うまくヒットすれば，疥癬虫（*Sarcoptes scabiei*）あるいはその卵をみつけることができます（図6-7）．まだ元気で細胞性免疫機能も保たれているようなお年寄りはこのような子供や若者の疥癬と同じ症状を示します．すなわち，これら痒い皮疹はアレルギー性接触皮膚炎と同様，細胞性免疫の反応によるものです．虫の異種タンパクが関係するため，浸潤細胞にはリンパ球のほか，多数の好酸球が認められます．

　ところが，細胞性免疫機能が低下した老齢者でおきる**ノルウェー疥癬**はあまり痒くありません．一見すると乾癬の蠣殻様の皮疹のような厚い銀白色の痂皮様鱗屑に被われた皮膚をしているだけです．一見，手入れもされない鱗屑だらけの皮膚の老人を見たときには，その鱗屑のKOH標本を調べてみる必要があります．この場合は苦労なしに，無数の疥癬虫や卵がみつかります．すなわち，細胞性免疫反応による激しい皮膚炎はおきないため，最低限の弱い皮膚炎だけが進行し，表皮の代謝がやや昂進して厚い鱗屑を形成しているのです．もちろん，この状態では虫を追い出すに足る激しい代謝はおきえませんので，まさに疥癬虫の温床と言って良い状態になります．

　こういう患者さんは苦痛を訴えないため，老人ホームあるいは医療施設でも適切な皮疹の対処がされずにいて，他の入所者，介護者，医師，看護婦などを含めた爆発的な疥癬の流行の原因となります．

　疥癬虫や卵を鱗屑中に見つけたならば，10％安息香酸ベンジル液を数日間は全身にくまなく塗布します．また，衣類や寝具には殺虫剤を撒き，洗濯をします．

　かゆみの激しい疥癬の場合に，軀幹や四肢の皮疹が消えても外陰部や臀部で虫体の一部がのこり肉芽腫を形成し，臨床的にはかゆみのつよい結節性痒疹のような皮疹が残ることがあります．この場合上に述べた難知性の痒疹の治療を行いますが，それでも反応しない場合には，その孤立した肉芽腫を切除することもあります．

6・5. 紅 皮 症 (erythroderma)

　皮膚の広範な部分が炎症を生じて潮紅し，さらにその刺激でおきる表皮の代謝昂進を反映し鱗屑を生じたものが紅皮症です．これはあくまで症状に対して名付けられた名称であり，色々な原因で皮膚には炎症がおきえますので，単一なものととらえることはできません．

　一般には，かゆい，色々な大きさの浸潤性の紅斑が拡大癒合して，ほぼ全身を覆い，細かいふけのような，あるいはもっと大きい葉状の鱗屑に覆われます．手掌や足蹠の角層も厚くなり，乾燥すれば当然亀裂を生じます．爪は厚く，しかし，強いかゆみので，つねに引っ掻いているため，ぴかぴかに磨き上げられたような表面をしています．炎症が持続すれば，次第に皮膚は炎症後色素沈着を合併し，赤黒い色調を呈するようになります（図6-8）．また，表在性リンパ節が大きく腫脹し，鼠径部では上から累々と膨れたリンパ節が見えるようになります．

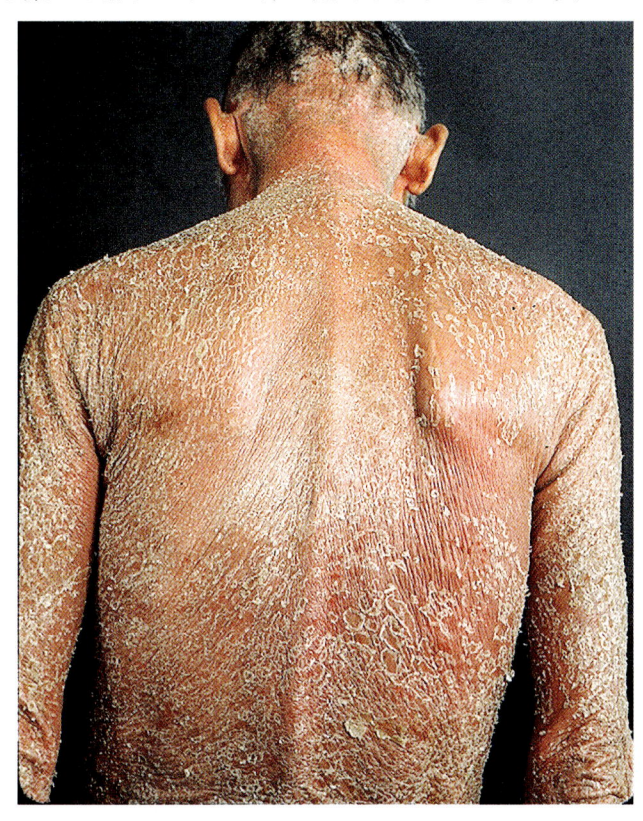

図6-8 紅 皮 症.
　時間経過とともに，鱗屑を伴う浸潤性紅斑の色素沈着が著明になります．

いずれも臨床検査では，Th2を中心とする免疫反応の昂進を反映し末梢血の白血球増多と好酸球増多，貧血，LDHの上昇，IgEの上昇などが観察されます．また，免疫反応の昂進を反映し，異型リンパ球が数％認められることがあります．これは治療で皮疹が良くなるとみられなくなります．

　このような紅皮症は慢性的に続いた広範な接触皮膚炎が全身化しても生じえますが，むしろ，環境の空中タンパク抗原に過敏反応を示す難治性のアトピー性皮膚炎の悪化による汎発化したもののほうが多いでしょう．慢性皮膚炎ということでは乾癬が汎発化しても似たような紅皮症を生じます．しかし，それよりも薬疹，あるいはウイルス感染などによる何らかの免疫反応を背景にした皮膚反応が示唆されますが，原因がわからない症例の頻度のほうが高いといえます．このようなものでは，追跡してゆくと，内臓悪性腫瘍，これまではとくに胃ガンがよくみつかります．そのため，原因不明の老人の紅皮症では内臓の検索は必須です．内臓の悪性腫瘍の切除により，紅皮症が回復すれば，それにより引き起こされた免疫反応によると解釈できます．

　湿疹型薬疹や紅斑丘疹型の薬疹がHHV-6などウイルスの再活性化をともない拡大し紅皮症の状態になることもあります．多くは，カルバマゼピン，バルビタール，アロプリノールの内服数週間でおきるhypersensitivity syndromeです．この場合には発熱や肝障害，リンパ節腫脹，肝脾腫など全身症状をともなうこともあります．原因薬剤の投与を中止することで，皮疹はよくなりますが，軽快までに数週間を要することがあります（5・3参照）．

　また，皮膚T細胞リンパ腫である**セザリー症候群**でも紅皮症を呈します．かゆみのある皮疹のほか，表在性リンパ節の腫脹が見られます．この場合末梢血にも脳回転状の活性化されたTリンパ球様の異常リンパ球が数十％検出されますし，皮膚病変を生検し，その組織をしらべると，真皮の浅層に瀰漫性のリンパ球浸潤があり，さらに皮膚T細胞リンパ腫特有の大型のリンパ球が表皮内へ単独で遊走し，それらが一部で集まりポートリエ(Pautrier)微細膿瘍を形成していることが観察されます．

　おなじ皮膚T細胞リンパ腫でも菌状息肉症がTh1細胞由来であるのに対し，本症の腫瘍細胞はTh2細胞由来で，IL-4, IL-10がINF-γを低下させ，ケラチノサイトや血管内皮細胞の接着分子ICAM-1の発現量を減少させ，腫瘍細胞のLFA-1との接着性，相互作用が減るため，腫瘍細胞が全身へばらまかれやすい，と考えられています

　紅皮症のなかで男性に好発し，扁平に盛り上がった充実性の苔癬様丘疹が敷石状に癒合し，紅皮症を形成したもので，肘の内側，脇の下や，腹部のしわの部分には，そこだけに日焼けしても紅斑がでないように，deck chair signと呼ばれるような，特有の皮疹のない部分が認められるものを**丘疹─紅皮症 (太藤) (papuloerythroderma of Ofuji)**と呼びます（図6-9）．この場合にも表在性リンパ節の肥大，末梢血の好酸球増

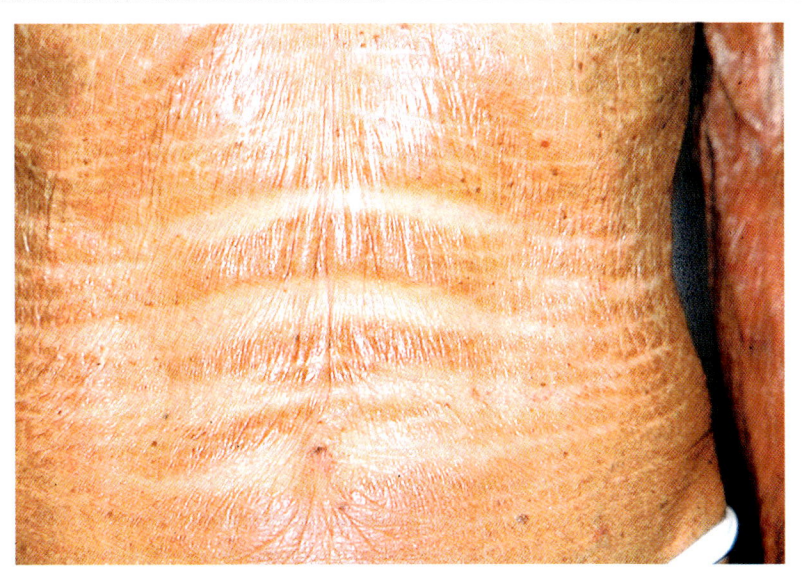

図6-9　丘疹紅皮症〔太藤〕.
　よく見ると赤褐色の平坦な丘疹の集まりからなるようにみえる浸潤性紅斑ですが，腹部の皺に一致して皮疹はありません．

多，LDHの上昇，IgEの上昇などが観察されます．これも，多くは原因は不明ですが，やはり内臓の悪性腫瘍の合併が高いことに注目し，その検索は必須です．

　原因のはっきりしない紅皮症の治療には，ステロイドの内服や外用が行われますが，ある用量以下に内服量を減らすと再発するため，持続的に少量の内服を続けざるをえません．当然，ステロイド長期投与による消化性潰瘍，副腎皮質機能の抑制，骨がもろくなることなどには，若者よりも注意が必要です．

　紅皮症の炎症やかゆみに対して週3回のPUVA療法が極めて有効です．かゆみは2週間くらいでおさまり，2，3カ月で炎症症状も寛解に至らすことが可能です．

　セザリー症候群は皮膚T細胞リンパ腫ですが，予後が比較的良いため，悪性リンパ腫，即化学療法の発想で対処する医師が一番の敵とさえいわれてきました．すなわち，強力な化学療法により，患者の免疫力が弱らせられることのほうが，腫瘍死する可能性よりずっと予後を悪くさせるとされています．ステロイド外用，PUVA療法とともにINF-γのような生体反応性調節剤の投与を行います．化学療法をおこなうならば，Winkelmannの提唱したchlorambucil 10〜12mg/日を3日間パルス療法し，プレドニンを75，50，25mgと併用する緩和な方法を2週間おきにやり，皮疹に著明な改善がくるまで続けるやりかたがよいと国際的にはされています．

6・6. 蕁 麻 疹(urticaria)

　かゆい紅斑やいわゆるみみずばれの膨疹が生じ，それがせいぜい数時間から1日以内にあとかたなく消えて行く場合は蕁麻疹をうたがいます．これに関しての対処の仕方は若者のそれととくにかわりはありません．急におきてきた急性蕁麻疹の場合には食事や内服薬剤のことは良く尋ね，あやしければ，薬は服用を一度やめてもらいます．急性蕁麻疹は感染症によっても生じます．上気道感染や慢性扁桃炎等について，尋ねることが必要です．

　1カ月以上も続く慢性蕁麻疹では色々な原因が報告されており，まずは全身の検査を行います．なにも見つからない例が大半です．このなかにマスト細胞のIgEレセプターに対する自己抗体が引き起こすものがあることが，最近判ってきました．これを調べるためには患者さんの血清を分離し，それで皮内テストをします．10〜15分で膨疹反応を起こすことで診断がつきます．

　治療の基本はH1ブロッカーの抗ヒスタミン剤を投与します．症状が激しい，あるいは呼吸障害などの症状が合併すれば，適宜，1日プレドニン30mgまでのステロイドを一緒に投与します．また発熱など感染症を思わせる症状をともなっておきてきた場合には感染症を疑っての検査と，適宜，疑った感染症に向けての治療もおこないます．

6・7　精神障害によるかゆみ

　虫がいて，それにより痒い痒疹が多発するならわかりますが，自分の皮膚には虫がいて，それによりかゆみがあると訴えますが，何ら皮膚にそのような変化がなく，ただ，ひっかき傷だけ無数にある老人がいます．この場合，証拠の出てきた虫をつかまえて，持参してもらい，顕微鏡で調べます．しかし，せいぜい布や紙の線維でしかないはずです．いわゆる**寄生虫妄想**です．この場合，皮膚の外用剤塗布も大きな意味をもちません．他人の説明に本人はまず納得しませんので，できれば，精神科的な治療を受けさせるように，本人や家族の説得をする以外には，対処がむずかしいかゆみです．

7 限局性のかゆい皮疹

7.1. 湿疹性皮膚炎（eczematous dermatitis）

　そのひとの皮膚に合わない，つまり免疫的に異物と認識される物質が付いた部位ならどこにでも，かゆくて特有の細かいぶつぶつとした皮疹ができてくることは，お年寄りでも元気である限りおこります．

　昔から急性湿疹と呼ばれた皮膚の症状は，かゆみ，点状状態，多様性という三つの徴候をもっている皮疹でした．点状の紅斑，丘疹，小水疱，それが破れた点状の糜爛，痂皮，鱗屑の混在からなる多様なかゆい皮疹です．また，慢性湿疹はそれが，長く続くうち掻いたりして次第に皮が胼胝のように厚くなり，昔のひとはあたかも苔が生えたようだとして苔癬化と名づけた状態となったものです．

　これらの皮疹は実験的には，ある物質に接触感作されたひとが，その物質に触れると24時間から48時間して遅延型過敏症として生じてくる皮膚の変化として再現できます．接触が続けば慢性湿疹の変化が現れます．いずれも液性の抗体ではなく，その物質に反応する特異的レセプターをもつTリンパ球による皮膚炎です．

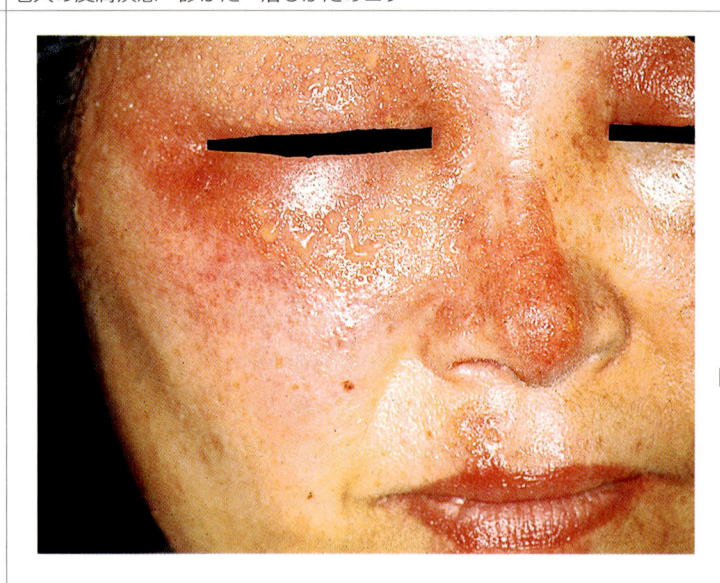

老人の皮膚疾患　診かた・治しかたのコツ

図7-1 銀杏ひろいをした翌日から顔面に生じたアレルギー性接触皮膚炎．
腫脹した紅斑に点状の水疱が多数認められる急性湿疹性皮膚炎の像を呈しています．

　このようにかゆくて，細かい皮疹あるいは苔癬化病変が入り交じり全身に対称的にではなく，ある部位に限局して湿疹性病変，すなわち，かゆい数mmの細かい赤色丘疹や小水疱が入り混じり多発してくる皮膚炎がある場合には，**アレルギー性接触皮膚炎**を疑います(図7-1)．

　外界から皮膚についたハプテンとよばれる低分子物質が皮膚に侵入しますと，抗原提示細胞である表皮内のランゲルハンス細胞にキャッチされて領域リンパ節に運ばれ，そこでTリンパ球にその情報が伝えられて，自分以外の物質という認知がされれば，反応するTリンパ球が沢山作られます．その結果，抗原が皮膚組織に結びついて残る接触部位へのTリンパ球の攻撃が起こり，皮膚炎が生じてきます．しかし高齢者ではこれらの細胞の働きも落ちるため細胞性免疫機能が低下し，若い人に比べ湿疹性反応は起きにくくはなります．

7・1・1．アレルギー性接触皮膚炎（contact dermatitis）；湿疹

　もし，ある部位にだけ限局して湿疹性皮膚炎が生じた場合，そとからその部位に接触抗原がついた可能性を考え，どのような仕事をしているか，趣味の植木や農薬，絵画，陶芸，楽器などを含めての生活パターン，衣類，革製品，衣類や靴下のゴム，化粧品，白髪染め，養毛剤，外用剤，石鹸，洗剤など皮膚に触れうるものからの皮膚炎の可能性を伝え，怪しいものはみな持参してきてもらい，パッチテストをする必要があります．

　人によっては治療のためとして処方された薬剤で悪くなることも当然ありますので，怪しいものには，それまで医療を受け処方された外用剤も入ります．とくに，さまざまな医療機関を訪れてよくならない症例では心すべきことです．ステロイド外用剤も例外ではありません．たとえば，強力な消炎効果をもつブデソニドで接触

皮膚炎がおきることもあります．そのあとの治療には，これとまったく交差反応を示さないステロイド薬を処方することが必要です．

このように接触感作はあくまで個人の反応性ですので，触れるものすべてを疑うことが鉄則です．本邦では軽い皮膚炎には非ステロイド系外用剤が良く処方されます．これら薬剤自体の皮膚炎抑制効果は極めて弱く，むしろ基剤の保湿効果が主体の薬剤と考えて良いでしょう．社会的なステロイド外用剤拒否の風潮とともにその代替品として処方される頻度が多い分，これら外用剤への接触アレルギーも起こりやすいと言えます．

また，お年寄りは「なになには皮膚の病気に効く」という，その土地でのこれまでの言い伝えに従い，いろいろな植物や温泉水，あるいは民間薬を使っていることがあります．薬という名前からそれらが害を起こしうるとは考えておりませんので，安全といえる可能性をもつ物質はなにもないということを理解してもらい，皮膚に塗ったものはすべて持参してもらいます．

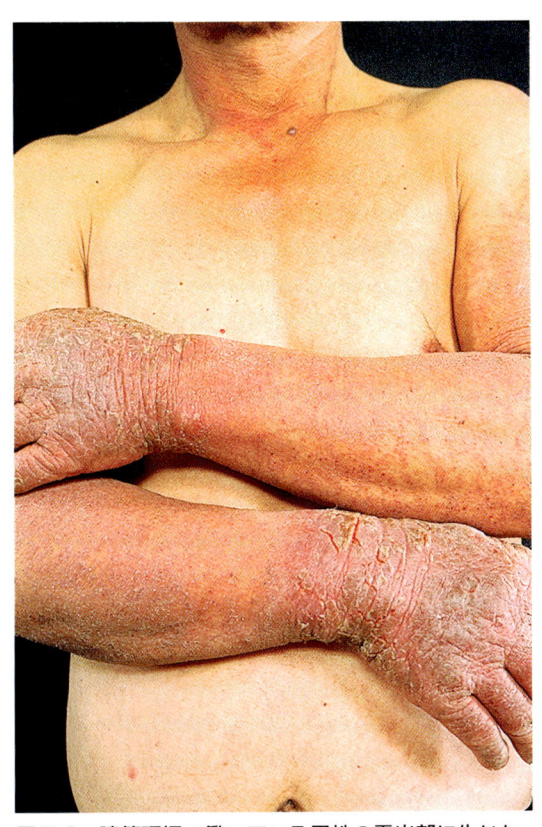

図 7-2　建築現場で働いている男性の露出部に生じたセメントによるアレルギー性接触皮膚炎で，皮膚は鱗屑を付け厚く，たこのよう肥厚した苔癬化が見られ，典型的な慢性湿疹性皮膚炎の像です．

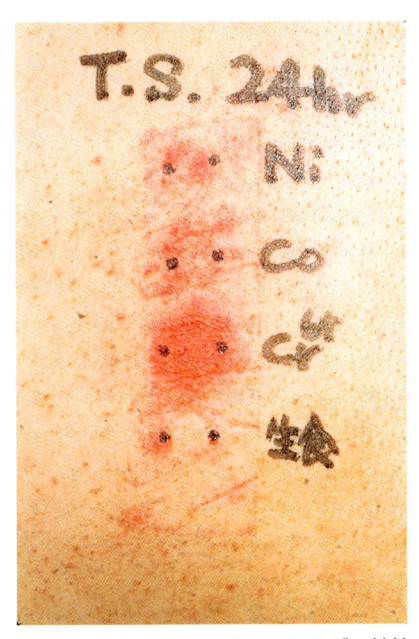

図 7-3　セメントによるアレルギー性接触皮膚炎患者でのパッチテストです．セメントに含まれる6価クロムのほか，ニッケル，コバルトにも陽性反応が24時間でおきてきました．

環境の埃も原因になりえます．たとえばアトピー性皮膚炎では環境のほこりのなかのヒトを含めた動物の皮膚の角層，毛，ダニ，花粉，真菌など異種タンパクが振りかっかったところに湿疹性皮膚炎を生じます．アトピー性皮膚炎は高齢者ではほとんどおこり得ませんので，このような外からの埃が降りかかっておこるかたちの顔や手など露出部にひどい慢性皮膚炎がある場合，職場や家庭での曝露を調べる必要があります．有名なものとしては建築現場に飛び交うセメントに含まれる6価クロームによる**偽アトピー性皮膚炎**（pseudo-atopic dermatitis）があります（図7-2, 3）．建築資材の輸入木材によるものや建材のフォルムアルデヒドが挙げられます．

白髪染めによるものは頭皮そのものよりも，顔面や頸部，さらには上肢に湿疹性病変が散在して生じることがありますので，老人ではかならず，白髪染めしているかどうかを尋ねましょう．パラフェニレンジアミンによるパッチテストは必須です．反応が遅れてでてくることがありますので，48時間後にはがした時には陰性であっても72時間後，さらには1週間後にもう一度反応の有無をチェックすることが大切です．

外陰部とならび瞼の皮膚は角層が薄いため，接触皮膚炎を起こしやすい所です．この場合，とくに緑内障で使用するbefunololなどベータ遮断剤入りの点眼薬も原因の接触皮膚炎がありますので，この使用を尋ねることが必要です．種類をかえても，交差反応はありえます．一度接触アレルギーをおこしたひとでは，使用前にあらかじめ点眼薬でのパッチテストをすることが大切です．

また，お年寄りで水泳をする人口が増えています．この場合にはゴーグルを着用しますので，角層の薄い瞼に細かい鱗屑をつけた紅斑性の皮膚炎を生じた場合には，その可能性を疑い，ゴーグルの着用中止の注意が必要です．

治療は若者と変わりません．まず，原因物質をパッチテストで探す一方，かゆくてつらい湿疹性病変には中等度の強さのステロイド軟膏を1日2回くらい塗布します．しかし，広範囲で激しい場合には問題なければ，ステロイドを内服する方が皮疹を早く抑えることが可能です．プレドニン1日15mgから状態を見つつ5〜7日で漸減し打ち切ります．慢性湿疹の状態では，さらに強力なステロイド外用薬を塗り，反応を抑えます．あるいはステロイドの透過をよくするように，塗布部をポリエチレンのラップで包む閉鎖密封療法をします．

7・2. 露出部のかゆい皮疹

7・2・1. 脂漏性皮膚炎（seborrheic dermatitis）

　どちらかというと脂ぎった男性では風呂にあまり入らなかったり，シャンプーをあまりしなかったりすると，頭がかゆくなり，ふけが沢山でてきます．ときには，額の髪の生え際，眉毛のまわり，鼻の横，耳の周りの皮膚が赤くなってふけのような銀白色の鱗屑を生じてきます(**図7-4**)．女性でも頭を洗うことを長期しないでいれば，当然，微生物の繁殖はおきてきますので，頭部，なぜか，とくに後頭部を中心に厚い痂皮様鱗屑を付着してきます．そのほか，若者の脂漏性皮膚炎と同様に，皮脂分泌，汗の分泌の多い脇の下や陰股部にも紅斑や鱗屑をみることがあります．

　男性では，女性と違い老人になってもある程度は男性ホルモンの分泌があるため，頭，顔など脂漏部位での皮脂の分泌がみられます．そこには脂を好み，若者の癜風の原因菌である癜風菌，*Malassezia (pityrosporum)* をはじめ，湿り気が多いた

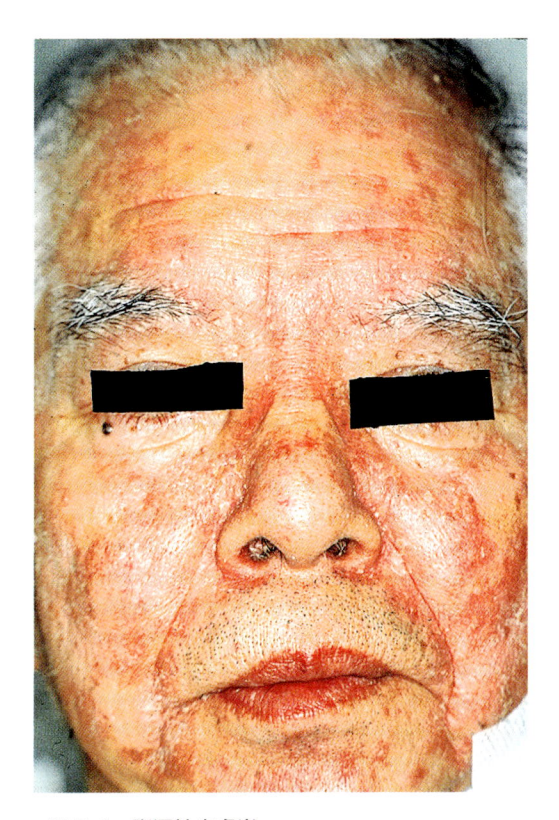

図7-4　脂漏性皮膚炎.
　眉毛，鼻唇溝を中心に鱗屑性紅斑が見られます.

め，ほかの微生物の繁殖も盛んです．このような菌の菌体成分は毛穴あるいは角層の割れ目から吸収されると，生きた皮膚組織を潤す組織液の補体成分のC3と反応し，それを傍経路を介して活性化します．その結果血管を拡張し，血管透過性を増し，さらに白血球を遊走させるC5aアナフィラトキシンが産生され，炎症が起こります．そのため，表皮の増殖が盛んとなり，乾癬と同様錯角化の角層が沢山つくられます．これがふけであり，ギムザ染色して顕微鏡で観察すると乾癬の鱗屑と同じように，白血球の残骸をまじえた錯角化の細胞の塊りとして見えます．

　治療としては，まず，シャンプーの頻度を一日一回までふやしてもらいます．洗顔も石鹸を用い，皮脂を洗い落とすようにします．これだけでもかゆみやふけはよくなります．シャンプーはふけとり用のジンクピリチオン配合のもの，あるいは抗真菌薬のミコナゾール配合のものに有効性があります．しかし，あまりにひどい場合には，一時的に弱いステロイドクリームあるいはローションをひどいところに1日2回塗布してもらいます．これはせいぜい1週間で，2週間以上は続けてはいけません．本来もっている皮膚の常在菌が原因の皮膚炎ですから，炎症が減り，鱗屑による排除が減る分，菌は一層ふえ，ステロイドの塗布をやめると，リバウンドがおき，ますます顔や頭の皮膚が赤く腫れ上がり，炎症が激しくなるというステロイド皮膚症，ステロイド酒皶，口囲皮膚炎をおこすもとになり，患者さんはステロイド塗布をやめられなくなります．ステロイド皮膚症を起すと，外用ステロイドの離脱までに2，3カ月はかかります．この場合，テトラサイクリンの内服あるいは少量の経口ステロイドで炎症を抑え，顔面にはなにもはいっていないクリームを乾燥防止のために塗布してもらうだけで，ステロイド外用剤は麻薬と同様，決して塗らないように指導します．

　Malassezia (*pityrosporum*)を目標にして，ケトコナゾールなどの抗真菌薬の入った外用剤を1日2回塗布させます．これには抗炎症作用も期待できます．

7・2・2. ステロイド酒皶，酒皶様皮膚炎，口囲皮膚炎，ステロイド皮膚症（steroid rosacea；rosacea-like dermatisis；perioral dermatitis）

　顔面の皮脂分泌が盛んで，鼻や頬に赤み，血管拡張あるいは紅斑が目立つ場合は酒皶（rosacea）の可能性があります．酒皶のような紅斑や丘疹がとくに頬や口の周りに目立ち，ひりひり感があったり，外気の変化をはじめちょっとした刺激に敏感である訴えがあれば，局所ステロイドの使用をかならず尋ねます．これは圧倒的に女性の病気です．初め，化粧の乗りがよいということで，ステロイド外用剤を使いだしたり，顔のちょっとした刺激感で使いだしたり，あるいは非専門医に顔の発疹で相談し安易にステロイド外用剤を処方され，使っているうちに止められなくなるな

7. 限局性のかゆい皮疹

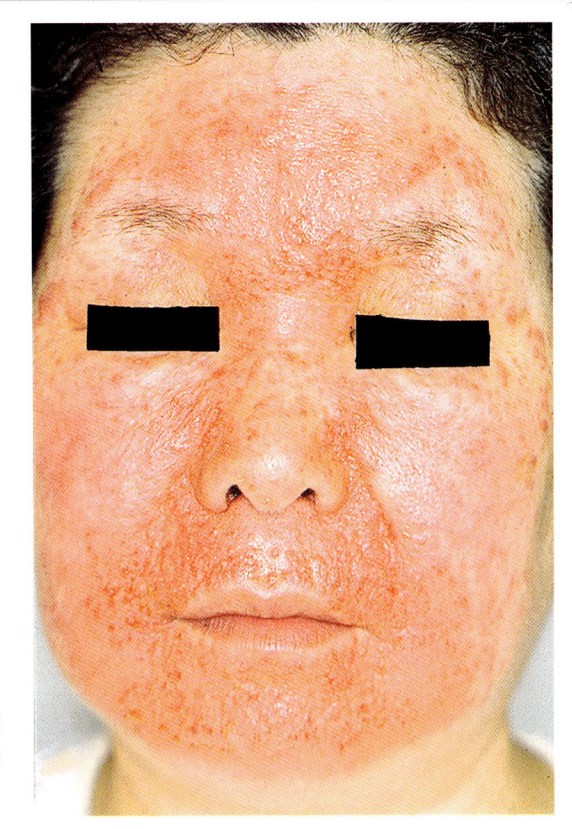

図7-5 ステロイド皮膚症.
　長年,ステロイド外用剤を顔面に使用し,止めると皮膚炎が増悪するため止められずにいました.

どのことが明らかになります.男性では脂漏性皮膚炎にステロイド外用剤を使いだし,止められなくなってのことがあります.要するに,顔面,頸部という角層の透過性の良い皮膚に長いこと誤ってステロイド外用剤を用い続けた副作用です(図7-5).ステロイド外用剤を止めようとすると,顔は腫れ上がり,目も開けられないひどい皮膚炎症状がはじまってきます.いわゆるリバウンドです.

　患者さんにはそのことを話しよく納得してもらいます.そして,ステロイドを完全に離脱できるまでには3,4カ月はかかること,麻薬とおなじですぐに手を出さないようにすることを約束させます.ミノサイクリンを1日1mg内服し,よくなるとともに1日,2日おきと内服回数をへらすとともに,プレドニン15mgないし20mgを内服し,炎症をおさえ,こちらは徐々に減らします.外用は保湿の意味でなにもはいっていないワセリンだけを何回でも塗布してもらいます.また,アトピー性皮膚炎の顔面病変に用いられるタクロリムス軟膏の塗布は試みてみる価値があります.

7・2・3. 光線過敏症(photosensitivity)

　日光照射後,数時間で日焼けのようにひりひりとした紅斑を露出部に生じてくるものと,1,2日して,湿疹性皮膚炎を生じてくるものとがあります.いずれも皮膚組織にある物質が紫外線あるいは有色光のエネルギーにより励起され,周囲の組織

との反応性が生じて，それにより皮膚炎が起きたものです．それぞれ発症機序にちがいがあり，ひとつは誰にでも起きうる刺激性皮膚炎に相当する光毒性反応であり，日焼けと似たひりひりとした紅斑の症状が数時間から1,2日でおきます．PUVA(光化学療法)に用いるソラレンがその代表です．この場合，長波長紫外線(UVA)の照射があって，はじめて皮膚炎が起こります．これには，薬疹の項で述べた向精神薬，利尿剤，抗糖尿病薬，抗菌薬をはじめ，内服薬が数多くありますが，同じ機序で外用した物質でも，たとえば薬剤や化粧品の塗布により起こりえます．

　光により生じた変化はそのエネルギーに比例しますので，皮疹の出る部分は良く日に当たる顔面の額，鼻，両頬，上胸部中央のV領域，手背，前腕伸側などです．当たりにくい上眼瞼，顎の下，前腕屈側には皮疹がでませんので，この点は露出部にでる接触皮膚炎との鑑別になります(図5-2参照)．もちろん，被覆部は皮疹がありません．

　一方，このように日に当りやすい部分に湿疹性皮膚炎がおきてくるものが光アレルギー性接触皮膚炎です．これも服用している医薬品で起こすものが多いことを薬疹の項に述べてあります．内服薬であれば服用を止めれば消退してゆきますが，外用するものでは，その塗布を中止しても皮膚の反応性は長く続きます．有名なものは，かつて化粧品や石鹸に加えられた殺菌剤のビチオノール，ヘキサクロロフェンなどハロゲン化サリチルアニリドの類です．これらが皮膚に沈着した状態で，信じられないくらい長年月の光に当たる度に湿疹が悪くなり，露出部皮膚が慢性湿疹の

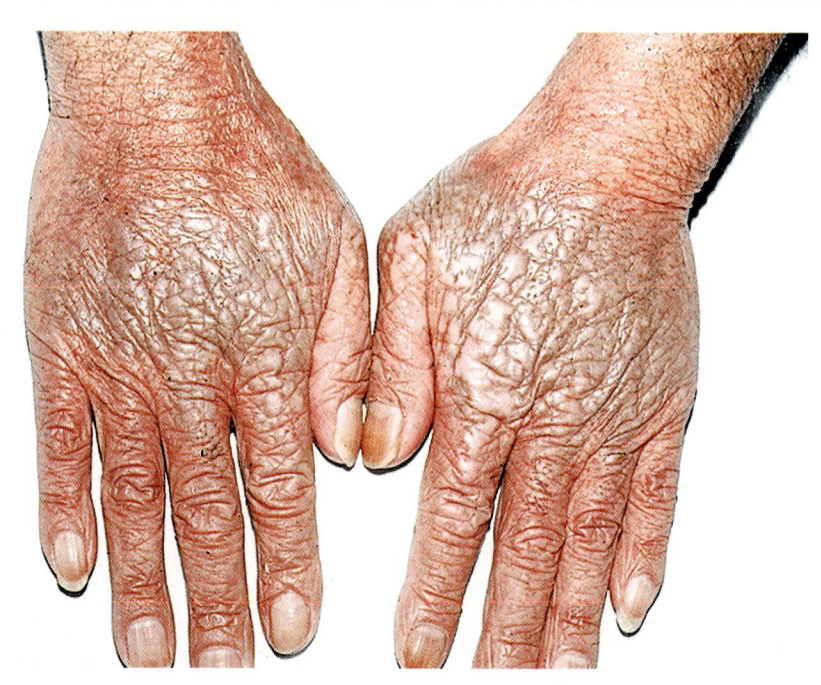

図 7-6　ハロゲン化サリチルアニリドによる**慢性光線性皮膚炎**．
手背は皮溝，皮野が著明な慢性湿疹性皮膚炎の像を呈しています．

苔癬化をおこしてくるものを**慢性光線性皮膚炎**(chronic actinic dermatitis)と呼んでいます(図7-6)．UVB，UVAの照射テストを正常の被覆された皮膚で行ってみると過敏性が証明できます．

　これが，さらにひどくなると，有色光にも過敏であるため，顔面では紅斑が浸潤性局面，結節をつくり，獅子様顔貌を呈するし，紅皮症を起こしてくる症例があります．組織学的にも真皮上層に密なリンパ球浸潤があり活性化された異型のリンパ球が認められ，一見すると皮膚の悪性リンパ腫のように見えるため光線性細網症(actinic reticuloid)とも呼ばれますが，本当の悪性リンパ腫ではありません．

　原因物質を見つけるためには，皮疹のない皮膚に怪しいものを24時間張り付け，そのあと紅斑のおきえない量のUVB，あるいはUVAを照射し24時間以降に，その部分を調べる光パッチテストを行います．ただし，すでに長い年月湿疹性皮膚炎が露出部にでているようなひとで，原因物質をさがすことは極めて困難です．

　治療の基本は遮光にあります．できれば，昼間は外出を控えることが大切ですし，室内の光も蛍光灯は止めて，できるかぎり弱い白熱灯を証明に使います．窓ガラスも色のあるもの，あるいは紫外線カット剤を貼ったものにします．露出部にはUVBに対してはSPF30以上だけでなくUVAもカットするPA2＋以上の強力なサンスクリーン剤を塗布します．塗り方は，あまり良く延ばして使うのではなく，ある程度はたっぷりつけ十分皮膚が保護されるようにします．ただし，サンスクリーン剤に配合される紫外線吸収剤であるオキシベンゾンやパルソールMCXによる光接触皮膚炎もありますので，塗っていて増悪が見られれば，これらも疑う必要があります．また，紫外線の強い夏季は汗をかき剝げやすいので汗をかいた場合は何回か塗る必要があります．

　皮膚炎に対する治療は一般の接触皮膚炎のそれとおなじで，炎症・免疫反応を抑えるステロイド外用剤，ひどければ1日プレドニン10ないし15mgの内服をします．ステロイド内服による副作用がおきてきた場合には，保険適用ではありませんが，シクロスポリン体重当たり1日5mgまでの内服をさせます．この場合は定期的にシクロスポリンの血中濃度の測定と腎機能検査を行い，投与量の調節をします．

7・3. 陰股部のかゆい皮膚炎

7・3・1. 間擦疹 (intertrigo)

　太った人では皮膚がたるみ擦れ合うようになると，その間の皮膚と皮膚とが接触し，湿り，物理的摩擦が起きやすくなるだけでなく，皮膚の微生物の繁殖の温床となり，それらが放出する菌体成分，代謝物による接触皮膚炎がおきてきます．汗をかきやすい夏におき，股以外には，脇の下，女性では垂れた乳房の裏側などが赤くなり，ときには鱗屑が湿って浸軟し，白くふやけて見えます．

　もしも，一つ一つが数mmの紅斑性の個疹が多発し，鱗屑の縁取りがあれば，カンジダ性間擦疹（Candida intertrigo）を疑います（図7-7）．かならず角層を剥離しKOH標本で，仮性菌糸や胞子の存在を調べます．小膿疱を見つければ，なおのことその可能性が高く，膿疱蓋からつくったKOH標本を調べることが必要です．

　間擦疹の皮膚炎には弱いステロイドクリームを塗布します．さらに皮膚自体をなるべく乾燥させて細菌の繁殖をとめるべく，亜鉛華の入った粉末を散布したり，皮膚炎がひどい場合にはは亜鉛華軟膏を塗布したガーゼを当て重層法を行います．

　カンジダ性間擦疹の場合には抗真菌外用剤を塗布します．その上から乾燥をはかる操作は同様です．

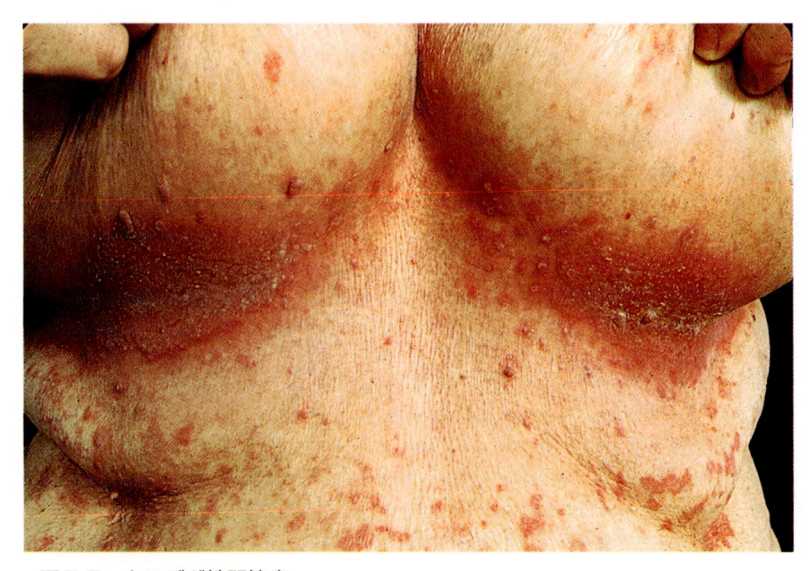

図7-7　カンジダ性間擦疹．
　乳房と腹部の皮膚の合わさる部分以外にも皮膚炎の散在がみとめられます．KOH標本で真菌要素が陽性です．

7・3・2. 襁褓皮膚炎（diaper dermatitis；napkin dermatitis）

襁褓皮膚炎はかつては赤ちゃんの皮膚の病気でした．現在では寝たきり老人でお襁褓を当てている場合に，交換の頻度が減ると，糞便のよごれによる襁褓皮膚炎がおきます．とくに便のなかのタンパク分解酵素が影響します．かつては尿からのアンモニアが原因とされたことがありますが，その刺激よりも水分自体で皮膚が濡れ続けることで角層の過水和がおき，そこに含まれるIL-1の放出の方が炎症の原因になりやすいことが大きな要因であるといえます．さらに，この場合にもカンジダの存在には注意する必要があり，怪しければKOH標本を調べることが必要です．赤ちゃんに比べ，成人の尿の量は多量ですから，その分お襁褓の交換を頻繁にする必要があります．お襁褓の交換回数を増やし，清拭とともに，皮膚炎がひどい間は弱い外用ステロイド剤の塗布をし，上からラッサーパスタの重層をします．

また，便秘があり，アンソラキノン系緩下剤を内服している場合，糞便中のアンソラキノンにより刺激性皮膚炎がおこり接触部位一面に限局性の赤褐色の紅斑を生じます．接触皮膚炎としての処置をします．

7・3・3. 限局性神経皮膚炎；ビダール苔癬 (neurodermitis circumscripta)

かつてアトピー性皮膚炎があった人では項部の皮膚に何ら接触原がなくても，衣服の襟がすれたりでかゆみを感じ，四六時中掻いているうちに，次第に皮膚が胼胝のように厚くなり苔癬化を示してくるものをよく見ます(図7-8)が，老人では，多

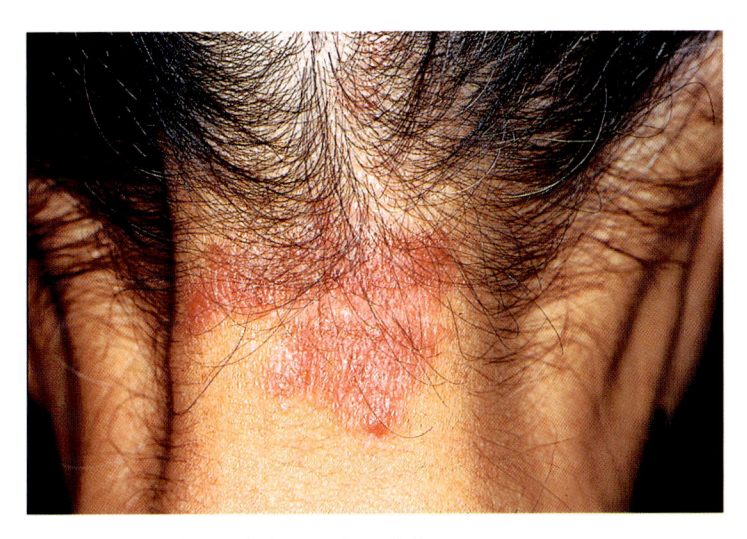

図 7-8 神経皮膚炎；ビダール苔癬．
後頭部と項部の皮溝，皮野が著明な慢性湿疹性皮膚炎です．

分，脂漏性皮膚炎と同様皮膚の微生物の繁殖が原因でおきるかゆみから，外陰部，肛周を掻いて，苔癬化を示してくることがあります．ステロイドクリームを一日2，3回塗布することで，楽になります．しかし，陰股部の皮膚にステロイド外用剤を塗布しているとカンジダが感染することがよくありますので，注意が必要です．適宜，角層を採取しKOH標本による真菌検査をし，陽性の場合には抗真菌剤の塗布が必要です．

7・3・4. 乳房外ページェット病（extramammary Paget disease）

陰嚢，陰茎，大陰唇に何カ月とつづく慢性のかゆい，よくみると紅斑，色素沈着，色素脱失，あるいはただれがある皮疹ではかならず本症を疑います（図7-9；図2-38参照）．ほとんどが，いろいろな医療機関で間擦疹や慢性湿疹すなわちビダール苔癬と診断されて治療されていながら，それらにより改善しません．このような例では本症を疑い，生検をする必要があります．臨床診断だけで本症と確実に診断することは無理です．本症の皮疹にはカンジダが繁殖しやすいため，KOH標本ではよく菌要素がみつかり，カンジダ症として治療をされることもありますが，その治療になかなか反応しない場合にも，本症を疑うことが大切です．

生検組織では表皮内に明るいページェット細胞が沢山ばらまかれたように認められますので，診断は容易です（図2-39参照）．腫瘍細胞は乳房の場合が乳癌の細胞で

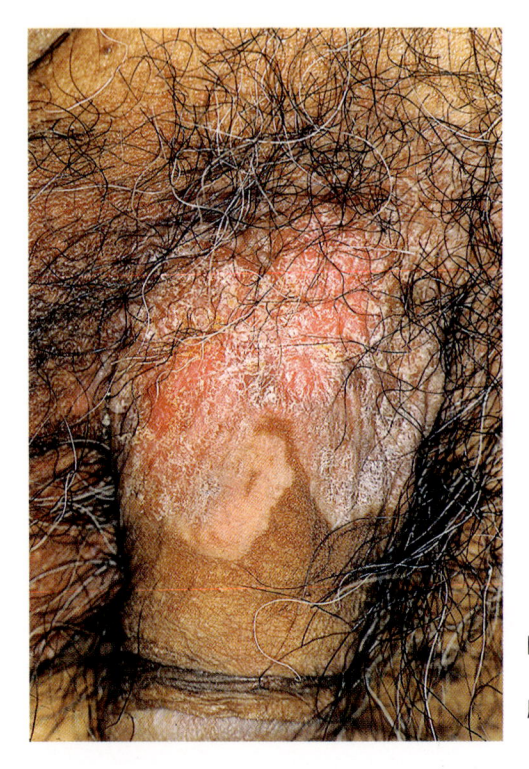

図7-9　パージェット病．
陰茎基部を中心に，鱗屑性紅斑性局面，脱色斑がみられます．

あるように，アポクリン汗腺，消化管の粘液腺の腺癌の細胞の表皮内転移あるいは，表皮原発の腺癌です．肉眼的な病変部とみえる辺縁より，実際にはここのガン細胞が拡大して存在する場合がおおく，あらかじめ，病変部とそれをとりまき肉眼的に見える正常皮膚とをかけ，舟形のmapping biopsyをして，ガン細胞の無くなる辺縁から3～5cmくらいの正常皮膚をふくめ，深さは脂肪組織まで含んだ広範囲切除をし，欠損部には植皮をします．

7・3・5. 硬化性萎縮性苔癬（lichen sclerosus et atrophicus）

　男性の亀頭部，女性の外陰部がかゆい，あるいはなんとなく不快感があり，みると部分的に表面が白くなり乾燥し萎縮しへこんでいるか，そこに点状のびらんがあった場合，本症を疑います．KOH標本でみても真菌要素は証明されません．ときには，ふやけたように白く厚くなっていて，いわゆる白板症(leukoplakia)の状態にみえることもあります(図2-40参照)．この場合も確実な診断は生検によります．厚い角層に覆われた扁平な表皮の直下の真皮が幅をもって一様に細かい線維のみからなり淡く浮腫状に見えます．その下の真皮中層にはリンパ球，形質細胞の浸潤が帯状に認められます．

　本症は前癌状態であり，年月を経て扁平上皮癌を生じてきますので，綿密な追跡が必要です．

　かゆみが強い場合には中等度のステロイド軟膏の外用や，それでもおさまらなければ，2週間に1回程度，トリアムシノロン・アセトニド筋注用懸濁液をキシロカインと混ぜて，数カ所へ局所皮内注射をします．あるいは，エトレチナートを体重1kgあたり0.5から1mgを毎日内服し，滑らかになったところで，最小必要量を探すべく徐々に減量します．しかし，根本的には手術的な切除しか方法はありませんので，丘疹や結節が生じてきた場合は扁平上皮癌の発症を疑い，切除して組織学的検索を行います．

7・4. 下腿のかゆい皮膚炎

7・4・1. 鬱滞性皮膚炎(stasis eczema；stasis dermatitis)；重力性湿疹 (gravitational eczema)

　　男性より女性に3倍多い疾患です．下腿の静脈の壁の構造が遺伝的に弱いひとや，深部と浅在性静脈との連絡枝の弁が不完全なひとでは，妊娠，あるいは長時間の立位の仕事を契機として，下腿の静脈に鬱滞がおこり，その結果の静脈瘤が生じてくるようになります．これが長期続くうちに，かゆみとともに紅斑，鱗屑，色素沈着，皮膚の硬化を下腿内側を中心に生じてきます(**図7-10**)．硬化した部分に鬱滞性潰瘍を生じることもあります．また，深部静脈に血栓性静脈炎が生じた閉塞が起きたため表在性の静脈に鬱滞が生じておきるpost-thrombotic syndromeでも同様の変化が認められます．

　　本症では，皮膚炎や潰瘍の治療に用いられる外用剤に対してよく接触アレルギーが起きます．組織液の還流が悪く，塗布された物質がなかなか局所から流れ去りにくく，皮膚内での濃度が高く保たれやすいことが影響しているためと考えられます．

　　治療は弾力包帯の着用による静脈血の鬱滞をなくすことに努める一方，皮膚炎に

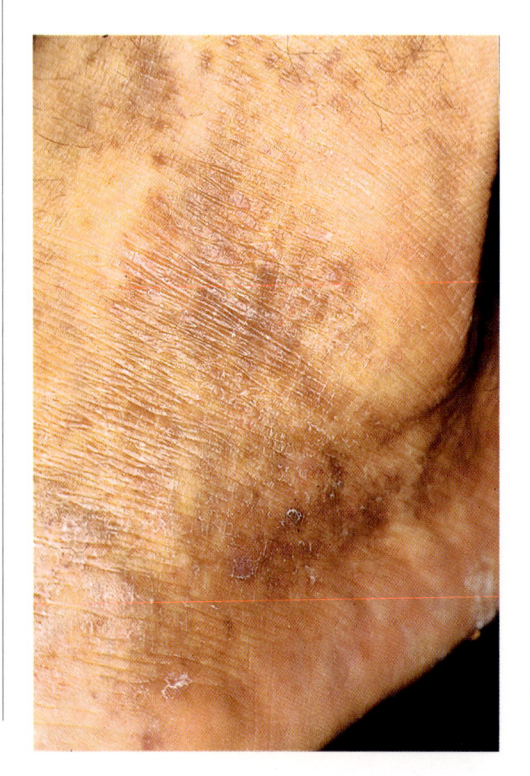

図7-10　外顆から足背にかけての鬱滞性皮膚炎．
紅斑と色素沈着とが混在しています．

対してはステロイド外用剤の塗布を行います．この場合，増悪があれば，かならず局所処置に用いた薬剤の感作によるものではないかと疑い，パッチテストを励行することを忘れないようにします．

鬱滞が起きるままにしておくと，脂肪組織も線維化し，lipodermatosclerosisと呼ばれる皮膚の色素沈着をともなう硬化が生じさらには，下腿潰瘍が生じてきます．この場合の潰瘍は肉芽組織に覆われ，動脈閉塞で生じた，黄白色の壊死物質の付着した潰瘍とは外観が異なります．

静脈瘤に対しては，弾力包帯や弾力性絆創膏による圧迫をし，鬱滞しないようにします．長い間の立位を禁じ，暇をみつけ，脚を高くあげての安静を勧めます．

以前は選択的ストリッピングによる静脈の除去がされましたが，現在は硬化剤（高張食塩水あるいは1％エトキシスクレロール）の注射で静脈の内腔に線維化をおこさす硬化療法が行われるようになりました．

潰瘍に対してはhydrogel，hydrocolloidにより，乾燥を防ぎ上皮化を促し，それが起きにくい場合は，適宜，点状，網状の植皮を行います．

7・4・2．アミロイド苔癬（lichen amyloidosus）

接触皮膚炎を起こすような特別なものとの接触もなしに，長い年月，下腿伸側にかゆみがあり，次第に色素沈着とともに淡褐色の平坦な丘疹あるいは結節がグループをつくり，一見するとおろしがねのような外観をとってきます（図7-11）．

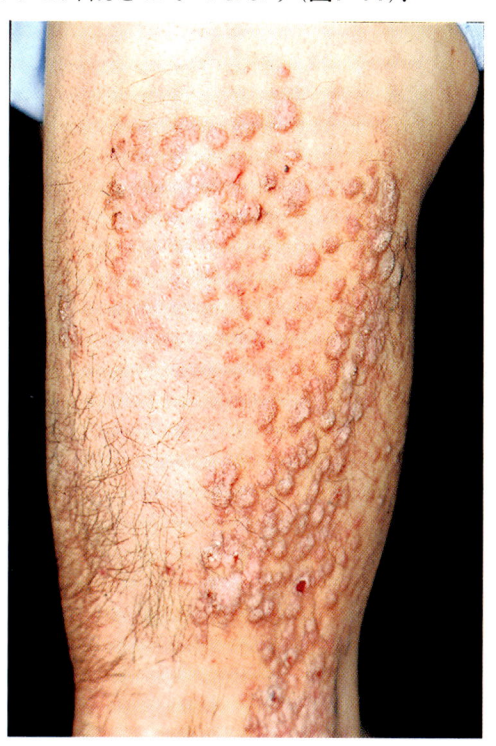

図7-11 アミロイド苔癬．
　下腿伸側に何年もかゆみがあり，多数の紅色結節が生じてきました．苔癬という言葉を典型的に示す同じ様な形態の結節の集まりです．

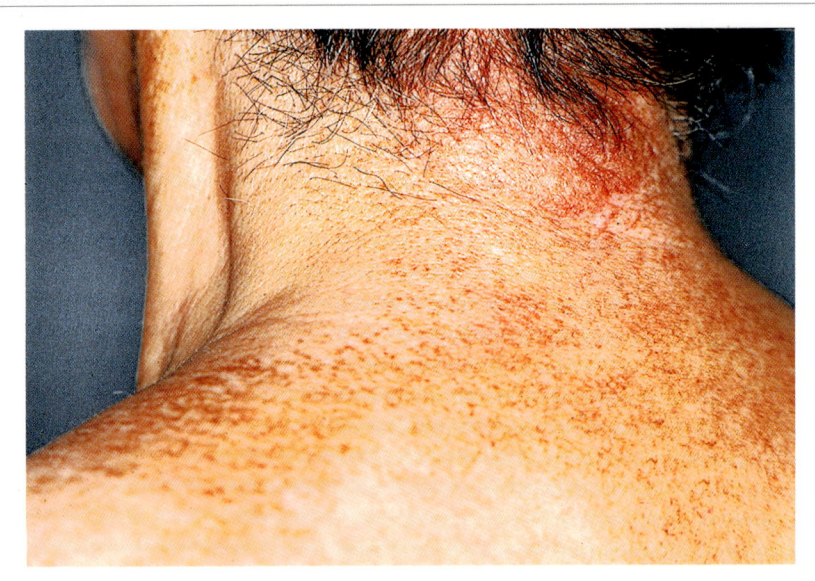

図7-12 斑状アミロイドシス.
上背部にかゆみがあり一見さざ波状の色素沈着があります.

　そのほかに，上背部中央の細かい，さざ波状の色素沈着に特徴づけられる**斑状アミロイドーシス**とともに，上肢の伸側にも同様の皮疹を生じることがあります(**図7-12**)．本症のアミロイドは組織的には表皮直下の真皮乳頭に沈着しており，掻くことにより壊死した表皮ケラチノサイトが基になりアミロイド沈着が起きたと考えられています．実際，入浴時に皮膚をこするナイロンたわしを長期愛用して体をこすってきたひとの皮膚が一面に色素沈着を示す**摩擦性黒皮症**のひとでも同様のアミロイドに沈着が見られます．本症は強力なステロイド外用剤の塗布や，さらには閉鎖密封のもとでの使用が有効です．

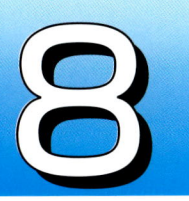

8 かゆみのない発赤と紅斑

8・1. 急性の発赤・腫脹

8・1・1. 丹毒（erysipelas），蜂窩織炎（cellulitis；phlegmone）

　　　老人になると免疫機能の低下があり，外傷などで起きる感染症も重症化します．皮膚が急激に痛みとともに発赤腫脹してきた場合，結合織の感染性の炎症を疑います．

　　感染が真皮結合織におこれば，触れるとひりひり痛い限局性の発赤腫脹を特徴とする丹毒（erysipelas）です．ときには水疱や血疱もつくってきます（図8-1）．炎症が皮膚の深部の結合組織すなわち真皮から皮下組織，筋膜など軟部組織におきるものが**蜂窩織炎**です．いずれも疼痛とともに皮膚が瀰漫性に赤く腫脹し全身的にも発熱がおきてきてきます．毛囊炎が周囲結合組織へ拡大した癤（furuncle）はこれの限局性の発赤腫脹です．

　　顔面や四肢の急激な発赤，腫脹をおこし，ときに接触皮膚炎とまちがわれることもある丹毒の原因は化膿性連鎖球菌が圧倒的におおく，ペニシリン系薬剤によく反

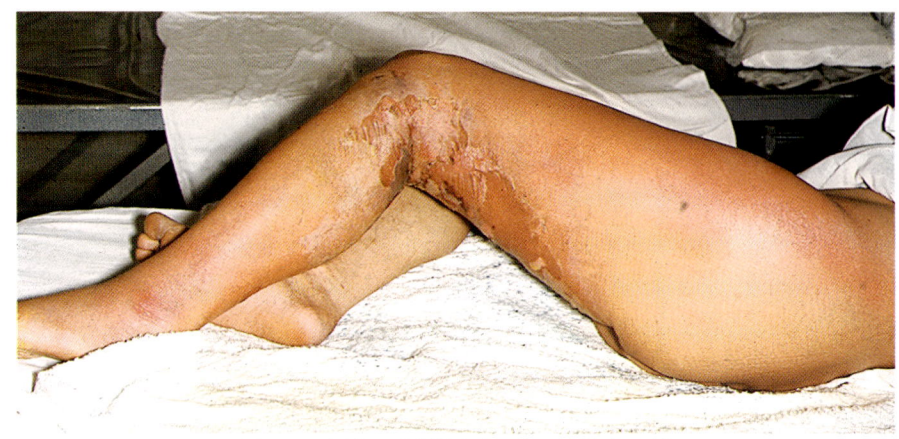

図 8-1　丹毒の発赤性病変に生じた水疱と糜爛.

応します．もし，この治療への反応が悪い場合で，血清のASOやASKの上昇がみられなければ，黄色ブドウ球菌による丹毒を疑い，これを対象にし抗生物質を投与します．丹毒では真皮リンパ管の破壊がおき，消退後にリンパ浮腫を残します．多分，病原菌は抗菌薬の届きにくい部位にひそむのでしょう．その後，よく同じ部位に再発性丹毒をおこしてきます．もちろん，リンパ節切除を受け，四肢にリンパ浮腫をもつ患者さんでは，丹毒がこのかたちに移行しやすいといえます．

　蜂窩織炎の原因菌としては圧倒的に黄色ブドウ球菌が多いため，まずはこの菌を対象においた抗生物質の治療をします．もし膿瘍を形成すれば原因菌を培養し，感受性のある抗生物質，抗菌剤の投与に変えてゆきます．

8・1・2. 壊死性筋膜炎（necrotizing fasciitis）

　さまざまな生体防御機能を低下させる状況をもつ患者さんで不潔な外傷がもとで，あるいは肛門周囲の炎症，または魚の骨が直腸壁に刺さった外傷などから腸内細菌感染が皮膚軟部組織に及んで重症な感染症をおこしてくるものとして，壊死性筋膜炎があります．この場合，40℃に近い発熱，関節痛，筋肉痛，全身倦怠，頻脈などの激しい全身症状にともない，激烈な痛みをもって急激に局所の発赤，腫脹，血疱，表皮剥離，紫斑，壊死を生じてきます（**図8-2**）．下肢や陰股部が好発部位ですが，男性の外陰部を中心に生じてくるものはFournier **壊疽**とも呼ばれます．

　検査上でも白血球増多，CRPの上昇，血沈亢進，腎機能異常などがみつかり，局所症状に比し，全身症状が激しいことで本症を疑います．原因菌は化膿性連鎖球菌，黄色ブドウ状球菌，嫌気性菌，腸内細菌で，複数が検出されることがしばしばです．グラム陰性菌や嫌気性菌の複数感染では**ガス壊疽**の症状がおき，触診で捻髪音，またX線でガス像が認められます．病理組織学的には多数の血管の閉塞と壊死があり，おどろくほど無数の菌が壊死組織のなかに存在していることも認められます．

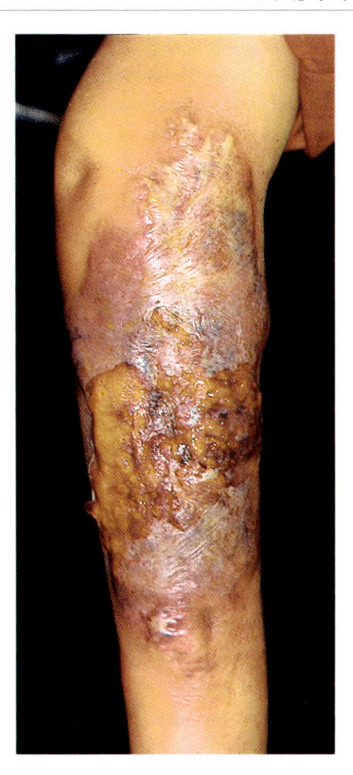

図 8-2 壊疽性筋膜炎でみられた発赤と出血ならびに糜爛面.

　本症はできるだけ早期に診断し,早期の外科的治療に着手します.全身管理をする一方,壊死部には決して抗生物質は到達しえませんので,壊死し細菌が多数繁殖している深部組織まで探りつつ広範なdebridementを行い取り除く必要があります.それとともに多剤併用の抗生剤の静脈投与を行います.原因菌の同定がされれば,適宜変えてゆきます.治癒後は網状植皮で広範な皮膚の欠損を覆います.

8・2. 慢性の紅斑性病変

8・2・1. 酒　　皶(rosacea)

　いつも鼻を中心として,何となく赤ら顔であるということは,白人では多かれ少なかれ,年齢とともに見られる変化です.日本人では,色白で冬など寒いところから暖かい部屋に入ると,すぐ顔が赤らむような人に起きます.まずは,鼻から口のまわり,頬,眉間に俗にいう吹き出物,すなわち紅色丘疹や膿疱をつくりやすく,毛穴が大きく目立つだけでなく,テカテカと脂ぎった顔面の皮膚です.しかし,若者のような痤瘡あるいは毛嚢一致性の面皰は見られません.毛嚢虫(*demodex folliculorum*)は絞って出た皮脂や毛孔周囲の皮膚にもよくみつかりますが,この病気に対しての特異性はありません.よくみると鼻翼のまわりから鼻唇溝へと毛細血管拡張が見られま

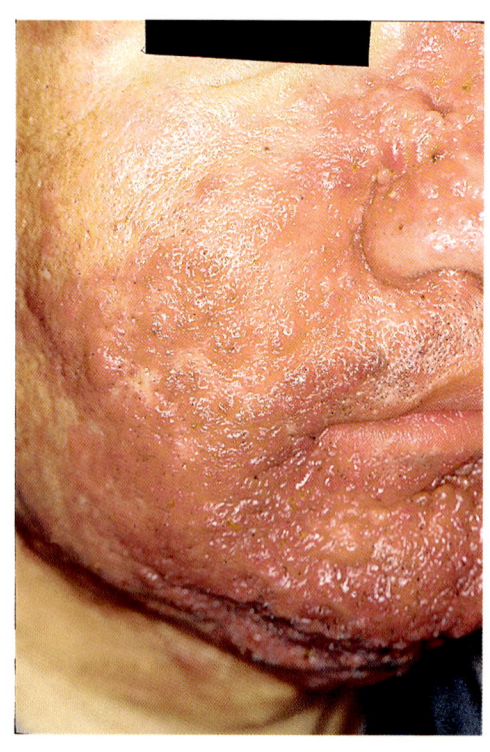

老人の皮膚疾患　診かた・治しかたのコツ

図8-3　酒皶.
脂ぎった赤い丘疹，結節が多数みられます．

す．また鼻尖にむけても何本かの蛇行する拡張した血管が認められます(図2-12参照)．ひどくなるにつれ，頬，眼瞼や額にも紅色丘疹，結節，膿疱ができ，それらが線維化で瘢痕状に盛り上がってきます(図8-3)．鼻はこれらが多発することで，凸凹の目立つ赤い鼻，さらに鼻瘤(rhinophyma)へと変わります．眼にも病変があり赤く潤んだ目に見え，結膜炎や強膜炎の症状と眼瞼の発赤がみられます．

　組織学的には細小血管の拡張と血管周囲のリンパ球浸潤から，毛嚢皮脂腺周辺のリンパ球，マクロファージの浸潤からなり，皮膚表面が凸凹している場合には，それを取り囲む線維化が著明です．

　本症の原因はわかっていません．慢性の日光照射による光老化と過剰皮脂分泌に対する皮膚反応がみられることは確かですが，その背景となるものがなんであるかは判りません．患者さんで胃腸障害の訴えが多いため，最近では*Helicobacter pylori*が関係する胃炎という説も出されてはいますが，全例で証明されてはいません．

　治療は根治が難しいため，進行防止と症状軽減に向けられます．日常的には石鹸での洗顔の励行，外出時での紫外線照射を防ぐため，SPF10以上のサンスクリーン剤の使用が大切です．サンスクリーン剤には長波長紫外線もカットし，かつ皮疹を隠す意味で有色の遮光剤の入っているものがよいでしょう．

　昔から用いられた外用剤は硫黄の入った懸濁水溶液のクンメルフェルド液の1日2，3回の塗布です．欧米では，殺虫剤のメトロニダゾールの0.75％入りクリームが

本症の外用剤治療の主流をなしています．イミダゾール系の外用剤も試みる価値はあります．ケトコナゾール・クリームを1日1,2回塗布します．

　内服薬ではテトラサイクリン，あるいはエリスロマイシンを痤瘡の治療と同様に，たとえばミノサイクリンであれば初め毎日1日1回100mgを，2,3週間してからは隔日にそれを内服します．これらに反応しない場合クラリスロマイシン250 mg，1日2回を4週間，ついで1回を4週間内服します．

　残念ながら，諸外国で難治性の痤瘡や本症で効果を発揮している13 cis-retinoic acidは本邦では許可されておりません．

　できてしまった血管拡張にはCO_2レーザーに期待がもてます．繊維化がおき，腫瘤を形成したような症例では，手術的に切除するか，レーザーによる切除をおこなう以外，薬剤は無効です．

8．2．2．乾　　　癬（psoriasis）

　本症は遺伝的背景に，生活環境の影響が加わり起きてくる免疫遺伝病であり，子供から大人まで，色々な年齢で発症しますので，年寄りでも生じえます．特有の銀白色の鱗屑をつけた境界明瞭な紅斑性局面が，被髪頭部，四肢伸側，腰殿部に好発してきます．爪も肥厚，白濁し変形してきます．

　治療も本症で用いられるもの一般的なことを行い，老人でとくにということはありませんが，どちらかというと活性ビタミンD_3外用剤など外用剤中心で，免疫抑制を目標とするシクロスポリンの内服は避けるべきでしょう．

8．2．3．扁平苔癬（lichen planus）

　本症が高齢者に生じる場合には，薬剤投与による薬疹が圧倒的に多いといえます．しかし，局所的に扁平でやや紫色を帯び，表面に光沢のある丘疹，あるいは局

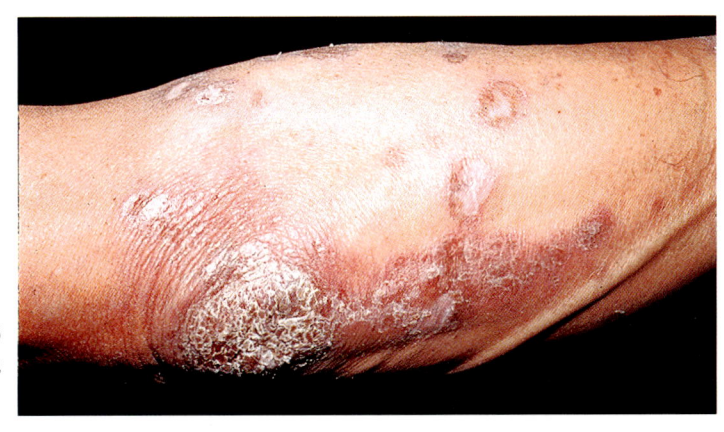

図8-4　扁平苔癬．
　前腕伸側に厚い鱗屑を付けた，あるいは中央が瘢痕状にみえる赤紫色の局面が散在しています．

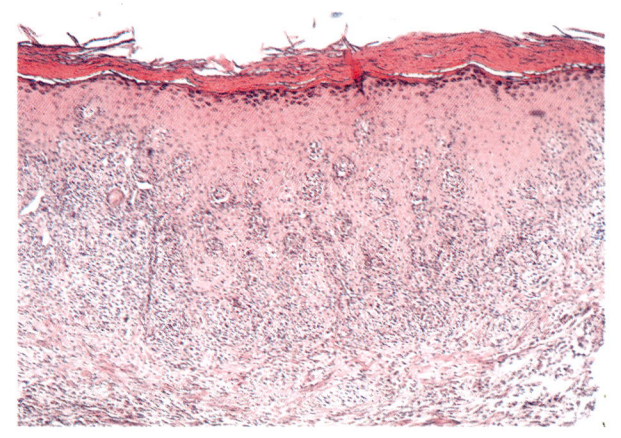

図8-5 扁平苔癬の組織像.
　過角化と顆粒層肥厚が目立つ表皮下の帯状リンパ球浸潤があり，それらが表皮基底層を攻撃しているため，両者の境界がはっきりしません.

面が存在し，よくみると表面に灰白色のWickham線条と呼ばれる変化がみられる場合本症を考えます（図8-4）．また頬粘膜は口唇粘膜に白いレースのような網目状の斑を生じます（図2-25参照）．生検組織像は特有の表皮下の帯状リンパ球浸潤とその表皮基底層の攻撃の像が見つかります（図8-5）．原因の薬剤もなければ，C型肝炎の検索，歯科金属アレルギーの有無など原因を検索する一方，強力なステロイド外用剤の塗布を行います．本症は経験的に白癬の内服薬のグリセオフルビンを1日500mgの内服が有効なことが知られており，一度は試みてみてよい治療法です．

8．2．4．菌状息肉症（mycosis fungoides）

　本症は紅皮症をつくるセザリー症候群とともに皮膚T細胞リンパ腫に入れられます．臨床像は違っていても，組織学的には両者ともに活性化したTリンパ球と同様の分葉した核をもつリンパ球が表皮向性（epidermotropism）を示し，真皮から表皮へと侵入し，いくつか一緒になってポウトリエ微細膿瘍を形成する像が観察されます．本症は腫瘍性T細胞と生体の腫瘍免疫により浸潤してくる細胞との戦い，それが次第に腫瘍細胞優性へと移行して行くさまを見ていると言ってよいでしょう．

　躯幹や四肢に無症状の色々なかたち，色々な大きさの紅斑，淡い色素斑，色の黒いひとでは淡い脱色素斑を生じます（図8-6）．特有な点は，周辺の皮膚の皮溝，皮野とはまったく違う表面の性状がこの皮疹にはみられることです．すなわち，よく観察すると，たとえば，細かい軽い鱗屑をつける，表面がさざ波があるような萎縮した皮膚のように見える，といった状態で単なる均一性のある紅斑ではなく，慢性レントゲン皮膚炎の部位にみられるような多型皮膚症に似た変化もみられます．これが紅斑期であり，臨床的には**斑状類乾癬**（parapsoriasis en plaque）と呼ばれてき

8．かゆみのない発赤と紅斑

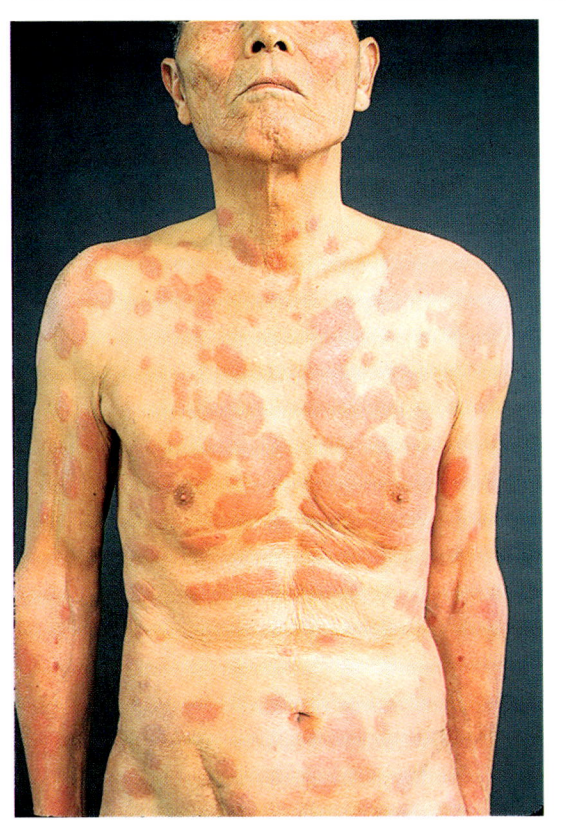

図8-6　菌状息肉症の初期．
　色々な形態，大きさの浸潤性紅斑が躯幹にみられます．

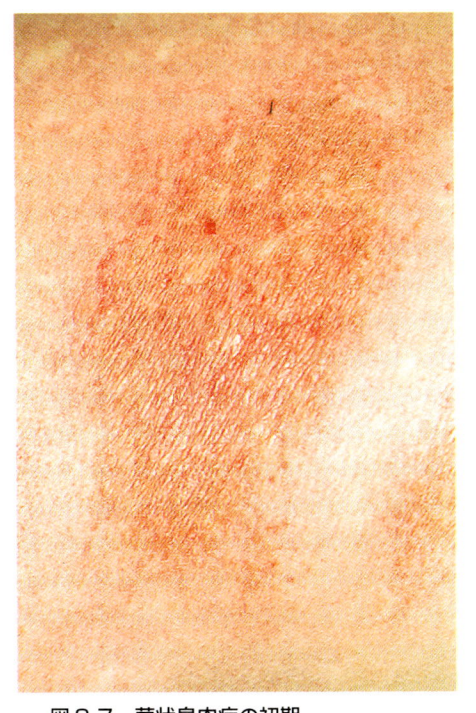

図8-7　菌状息肉症の初期．
　局面状類乾癬の皮疹の接写像．紅斑，色素沈着，色素低下などが入り交じり，表面の皮膚の皮溝，皮野が乱れています．

た状態です（図8-7；図2-32参照）．

　組織学的には真皮上層の血管周囲にCD4＋Tリンパ球が浸潤しています．多くのリンパ球はむしろ，腫瘍細胞への反応として浸潤しているのでしょうが，よく見ると一部のリンパ球は異常な核をもっています．その一部は表皮下から表皮に侵入し，単独でまわりに空隙をもつhaloed cellとして存在するか，あるいはいくつかが集まり，ポウトリエ微細膿瘍を形成します（図2-33参照）．

　一概には言えませんが，直径10cm以下の斑が多発する小型斑状類乾癬（small plaque parapsoriasis）と，10cm以上の斑がいくつか生じ，なかには血管性多型皮膚萎縮症（poikiloderma atrophicans vasculare）を示すものもある大型斑状類乾癬（large plaque parapsoriasis）とに皮疹のサイズから分けると，後者の方が予後が良くなく，早い年月で，一部が扁平に隆起し，大きい鱗屑をつける扁平浸潤期（plaque stage）に変化します．

　予後不良である成人T細胞白血病が，本症に類似した臨床像，組織像をとることがありますので，HTLV-1抗体の検索，HTLV-1 provirusの腫瘍細胞への単クローン性組み込みの有無の検索は，予後を決める上でも大切です．

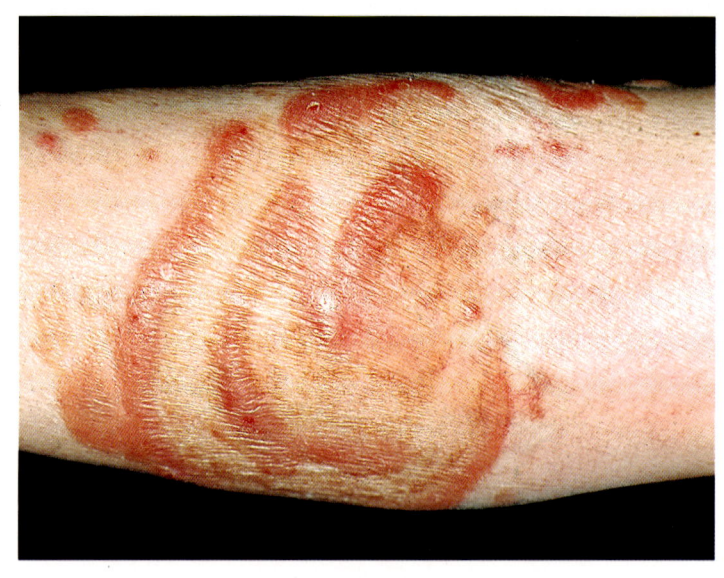

図8-8 菌状息肉症の浸潤期の異様な紅斑性局面．

　扁平浸潤期では辺縁のはっきりした鱗屑をつけた紅斑性局面がみられ，いくつかの皮疹が融合し，蛇行した環状の辺縁で取り囲まれた病変を形成します(図8-8)．より鮮明に紅斑，色素沈着，色素脱出が入り乱れます．この状態では組織学的にも異常な核をもつリンパ球の数が増え，真皮上層に帯状の細胞浸潤を見ます．この時期から，赤い腫瘤を形成する腫瘍期へは比較的速やかに発展します．このようになるとリンパ節の浸潤，さらには全身的に他の臓器への浸潤もはじまりえます．

　本症は生命予後がよいため，悪性リンパ腫といっても直ちに化学療法へと走る必要はありません．むしろ，それは元気な患者さんの免疫機能を低下させ感染症や骨髄抑制などで，命を縮めかねません．紅斑期や浸潤期では週2，3回のPUVA療法に極めてよく反応します．とくにエトレチナートを体重あたり1日0.5から1mg内服し，さらに低い線量のUVAからスタートするre-PUVAが極めて有効です．2，3カ月行い，病変の辺縁が色素沈着で不明瞭になった段階で，治療前に生検をした部位の近くでもう一度生検し，同様の治療が必要かあるいはPUVAの頻度を週1回程度に少なくできるかを検討します．この治療で，2カ月以上たつと，7，8割の浸潤細胞の数の減少を観察できます．なお，エトレチナートは血中の中性脂肪を上昇させる副作用がありますので，定期的に血中脂質の検査を行います．扁平浸潤期で試みてよい全身治療として，ガンマーインターフェロンの静脈投与があります．1回200万JRUを週1〜5回行います．この場合発熱がありますので，ボルタレン座薬25mgを点滴直前に挿入します．

　腫瘍期では電子線療法(40ないし60Gy)をまずは行います．全身侵襲の程度により化学療法，たとえばCHOP療法を行いいます．

8・2・5. シャンバーグ病（Schamberg disease）

　下腿伸側に点状の出血が無症状に次々と生じ続け，それらが集まり紅斑あるいは色素斑としてみえる本症は，**慢性色素性紫斑**(purpura pigmentosa chronica)と呼ばれる疾患群の一型です．紫斑は点状の赤，紫，黄色の色調を帯びて消退してゆくため，よく見ると七色唐辛子をまいたような，という表現がぴったりの細かい点状皮疹からなります．出血点が主体であり，点状の皮疹は圧迫しても消えません(**図8-9**)．

　本症はTリンパ球中心に引き起こされた毛細血管炎です．組織的には真皮乳頭層の毛細血管を中心にフィブリン沈着，リンパ球，マクロファージに浸潤があり，出血がみられます．その上の表皮には限局性の浮腫があり，赤血球とともに真皮の炎症細胞が侵入しています．この部分の表皮ケラチノサイトはクラスII組織適合抗原であるHLA-DR抗原が陽性であり，局所に活性化されたTリンパ球由来のガンマ-インターフェロンが遊離されていることが示唆されます．しかし，背景となる全身疾患もとくになく，長期にわたりビタミンB1製剤やchlordiazepoxideを内服して類似の皮疹の報告がでた薬疹としての報告がありますが，そうではない例では，なにがTリンパ球を活性化しているかは不明です．

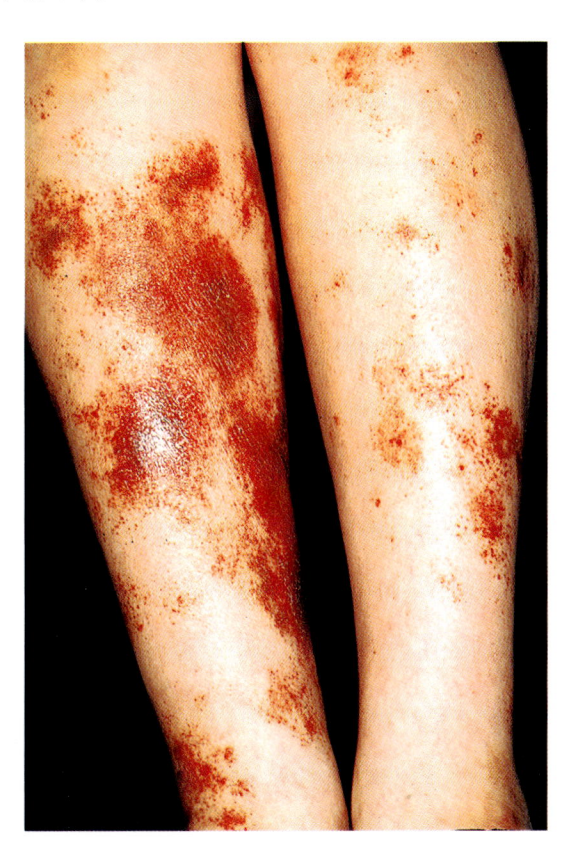

図8-9　シャンバーグ病.
　下腿伸側に点状の出血点紅斑が集まり，色々な大きさの赤褐色の斑を形成しています．

本症は外用ステロイド剤塗布にある程度は反応します．

8・2・6. 血管肉腫（angiosarcoma）

　高齢者の紅斑性皮膚病変を呈するなかでもっとも悪性度の高い疾患が本症です．顔面の額，あるいは前頭部に赤紫色の斑が生じ数週間のうちに拡大し，斑だけでなく赤色丘疹，結節，あるいは糜爛，潰瘍もその部におきてきます（**図8-10；図2-27参照**）．

　組織学的には真皮に血液を入れた空隙が多数生じ，その内腔を異型性の見られる巨大な内皮細胞が覆っています（**図2-28参照**）．この細胞は内腔に突出したり，あるいは結合組織のなかに集まって細胞群を形成したりしています．

　これら臨床像と組織像から直ちに本症と診断できます．治療は小さいものであれば電子線60Gy単独の照射，あるいは病変の周辺皮膚を含めた広範囲切除をします．血管内皮由来の腫瘍細胞であるため，血行性の転移を極めて起こしやすく，とくに肺に転移します．免疫療法としてrIL-2の1日40万〜160万JRUの投与が有効な例もありますが，一般には，このような状態では極めて予後不良です．

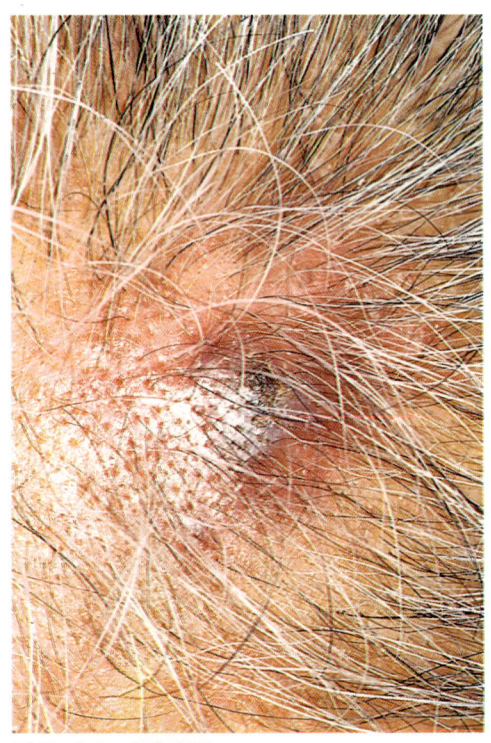

図8・10　血管肉腫
　74歳男性の前頭部に生じた，一部に血痂をつけた無症状の紫色の結節．周辺に辺縁の不明瞭な赤紫色の斑が広がる．

9 水疱と糜爛

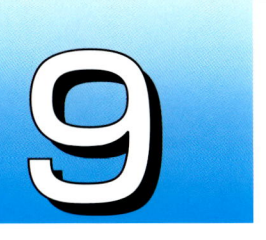

　水疱は皮膚の表皮直下の部分までの深さに組織液の溜まったことで見られる変化です．炎症が激しく血漿成分が組織に滲出しても，あるいは組織破壊が起きた結果そこに組織液が溜まっても起きます．

9・1. 虫 刺 症（insect bite）

　虫のでる季節である夏を中心に，おもに四肢にかゆい赤い丘疹や，数mmから1cmにも及ぶ，かゆい浸潤性紅斑に混じり，かちかちに張り切った緊満性水疱ができてきた場合は，まず，本症を疑います（図9-1）．よくみると丘疹の頂点あるいは水疱蓋の中央に虫の刺した点状の痂皮がみられることがあります．虫体あるいは虫が組織内に放出した成分に対する刺激性反応，あるいはTh2型の免疫反応に基づく炎症によりできるため，水疱の内容をギムザ染色してみると好酸球が多数みつかります．

　かゆみのもととなる炎症を速やかに退かすため，強力なステロイド外用剤を塗布し，かゆみに対しては，適宜，オイラックスやカルボール・チンク・リニメントを塗ります．あまり広範囲でかゆみがひどい場合，短時日プレドニン1日10mg程度の内服をさせます．

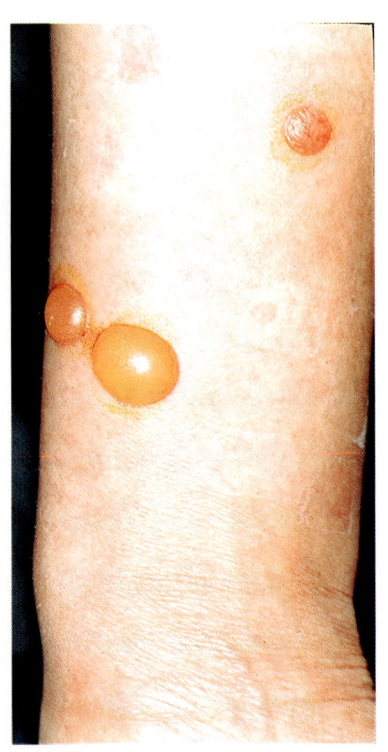

図9-1　虫刺されで生じた緊満性水疱．

9・2. 水疱性類天疱瘡（bullous pemphigoid）

　お年寄りで水疱形成がもっともよくおきる疾患が本症です．全身のどこにでも，様々な大きさのかゆい膨疹，浮腫性の紅斑，環状の紅斑がでるとともに，これまた緊満性の水疱が色々な大きさの紅斑の辺縁に，あるいは正常皮膚に独立して出てきた場合は本症を疑います(図9-2)．水疱の中には出血をともない赤いものもあります．水疱が破れても痛くはなく，びらん面と痂皮とが入り混じります．これらが上皮化したあとには色素沈着があり，汗管が引きちぎられ，真皮内に小さな角層の貯留した表皮嚢腫である，細かい1mm程度の白い**稗粒腫**が沢山認められることもあります．尋常性天疱瘡とは違い，たとえ皮膚に水疱がたくさんできても，粘膜にはほとんど水疱はできません．

　本症では様々な亜型が認められます．細かい数mmの小水疱がたくさんでき，ジューリング疱疹状皮膚炎を思わせるタイプ，ある場所だけに限局して水疱ができるタイプ，あるいは水疱は目立たずかゆい丘疹や結節が持続する結節性痒疹のような皮疹ができるものなどがあります．

　新鮮な小水疱を生検して観察すると，表皮下の水疱形成がみられ，水疱内あるいは真皮に多数の好酸球の浸潤を認めます．ときには周辺の表皮に浮腫と好酸球の存在が著明で，好酸球性海綿状態と呼ばれる状態が見られることもあります．しかし，最終的には，蛍光抗体法直接法で病変部の基底膜にIgG，C3の沈着を認め，患者血清中に蛍光抗体法間接法で抗基底膜抗体を証明することで診断がつきます．こ

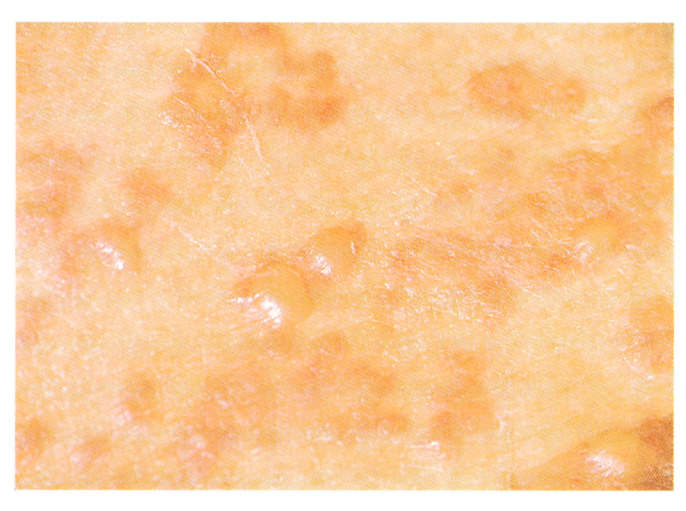

図9-2　水疱性類天疱瘡の正常皮膚ならびに紅斑性皮疹に生じた水疱．

れらは基底膜にあるBP230，BP180と呼ばれる抗原物質と反応します．このうち発症に重要な抗原は膜貫通型のXVII型コラーゲンである180kDタンパクのBP180です．

　治療としては，副腎皮質ホルモンの内服をさせます．はじめ1日量，30から50mgを投与することで水疱の新生，紅斑，かゆみは抑え，ついで1，2週間して，1週間に5ないし10mg程度の幅で減量をしてゆきます．本症は老人に好発するため，あまり長期にわたりステロイドを大量内服することは，副腎抑制，骨の粗鬆化，易感染性などをおこしてきます．そのため，ビタミンD3（1μg）を1日1回投与しつつ，ステロイドを減らし，その分をシクロスポリン，アザチオプリンなど免疫抑制剤との併用を試みたりします．はじめに，あまり病変がひどくなければ，ミノサイクリン1日100ないし200mgとニコチンアミド1日1,500ないし2,000mgの内服を行わせます．あるいはdapsone (DDS) 75mgの分3投与を試みます．これらの治療法の有効性の機序ははっきりしていません．

　一般的には一過性ですが，難治性の症例の場合には内臓の悪性腫瘍の検索が必要です．難治性かつ激症の例では胸腺腫の見つかった例を経験しています．難治性症例には血漿交換も行います．

　本症と同様に水疱を造る疾患として**尋常性天疱瘡**があります．こちらは中年が中心で高齢者に生じることは少なく，また抗表皮細胞間抗体の働きで表皮細胞間の接着がはなれ表皮内に水疱ができるため，柔らかい破れ易い水疱です．この場合は，大量の副腎皮質ステロイドの内服で治療をはじめる必要があります．

9.3. 瘢痕性類天疱瘡（cicatricial pemphigoid）

　何年にもわたり，目，鼻，口，咽頭，喉頭，外陰部，肛門のような可視粘膜に糜爛を繰り返し生じ，それが次第に瘢痕を生じるため，目が開けにくい，眼球を動かしにくい，口を開けにくい，外陰部の粘膜の癒着がおきる，というような変化が現れてきます（図9-3）．皮膚もこれらの開口部に近いところに水疱，糜爛，瘢痕を造ってきます．頭部を侵すと瘢痕性の脱毛が生じます．水疱の病理組織像は水疱性類天疱瘡とかわりません．蛍光抗体直接法では基底膜にIgG，C3の沈着があります．間接法では，2，3割の患者でIgG抗基底膜抗体が証明できます．直接法IgA抗体の沈着も基底膜に見られる例もあり，このような場合には，流血中にも抗体価は低いですが，自己抗体が証明できることがあります．多くの例で抗原はBP180です．症例症例により，特異的な抗原がラミニン5という違いがあります．

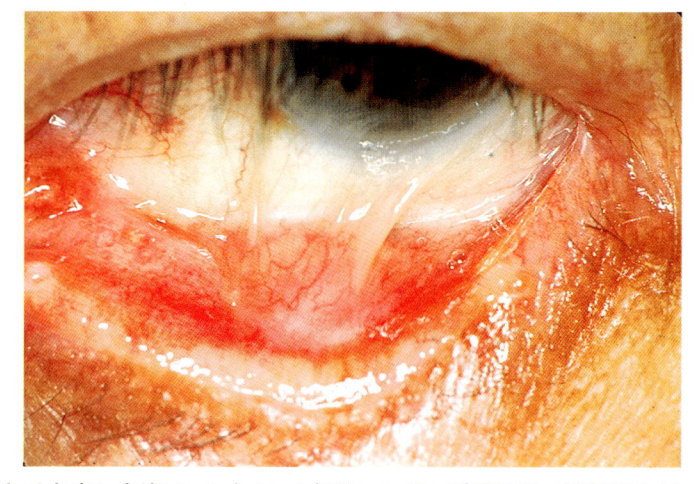

図9-3　瘢痕性類天疱瘡.
　結膜の癒着.

　本症の臨床像は尋常性天疱瘡と類似しますが，時間とともに糜爛部に瘢痕が生じてくる点でちがいがあり，また，水疱の組織像や免疫組織学的検査データで明らかに違いがわかります．

　本症は水疱性類天疱瘡とちがい，ステロイド内服治療により治癒させるということは難しい疾患です．プレドニン1日10～20mgの内服をある程度持続すれば，骨粗鬆症がかならずおきてきます．そのため，かわりとして試みるべきは，DDS 25mgの1日3回の内服です．週1回の血液検査で骨髄への影響を見ながら投与します．どちらにしてもある程度は粘膜疹，皮疹は生じつづけるため，瘢痕による失明，開口障害には外科的処置が必要になります．粘膜疹には粘膜用のステロイド局所外用がある程度は有効です．

9・4. 後天性表皮水疱症（epidermolysis bullosa aquisita）

　外傷を受けやすい手足，肘，膝などに水疱を生じ，癒ったあとに瘢痕，白い稗粒腫を残すと言うことで，臨床像は先天性表皮水疱症に似ている疾患です．しかし，子供の時はなんともなく，後天的に生ずるようになった水疱です．
　組織学的には水疱は表皮下水疱であり，蛍光抗体法で水疱を観察してもIgG，C3が真皮側に沈着しており，1M食塩水処理で表皮と真皮を分けて血清を反応させても自己抗体は真皮側と反応します．実際には基底膜の真皮側に付着するanchoring fibrilの構成成分である7型コラーゲンに対する自己抗体による自己免疫疾患です．
　治療は他の自己免疫性水疱症と同様，ステロイドやdapsoneの内服が主体ですが，治療への反応はまちまちです．

9．5．糖尿病性水疱（bullosis diabeticorum）

　重症のコントロールのうまくゆきにくいインシュリン抵抗性糖尿病で知覚神経障害のあるようなひとで，突然，四肢末端，ときに下腿伸側などに無症状の緊満性水疱を生じてくるひとがいます．組織学的には表皮組織が壊れ，水疱を形成します．はっきりした病因はわかっていませんが，靴擦れなどとおなじ，外力による表皮組織の破壊と考えられます．糖尿病が背景にあるため，糖尿病壊疽に発展するもとにもなりえます．感染に注意し，消毒したあと水疱内容を清潔な注射器で抜き，水疱蓋をドレッシングにしておけば，表皮化がおきてきます．

9・6．帯状疱疹(herpes zoster)

　患者さんが片側性，限局性の痛みを訴えるのに，その部分にそれだけの痛みを生じうる細菌感染による蜂窩織炎を示唆するような発赤性の腫脹などなければ，まず本症の始まりを疑い，速やかな治療への準備をする必要があります．なぜなら，50歳以前とそれ以降とで，大きく予後が異なるからです．他の感染症は原因菌に対する対処がうまくゆけば，それで皮疹も消失しますが，本症では皮疹は消退しても，

抗ウイルス治療が早期から十分でなかった場合には，知覚神経の傷害により，何カ月，何年と帯状疱疹後神経痛が続くからです．

　本症の原因ウイルスの水痘・帯状疱疹ウイルス(VZV)は水痘感染後に知覚神経節内に潜伏します．加齢自体もからだの細胞性免疫機能を弱くしますが，もし，さらに疲れや他の全身性疾患，たとえば自己免疫性疾患HIV感染や悪性腫瘍があって，免疫機能が低下しウイルス増殖に対する抑止機能が弱るようなことがあると，ウイルスは知覚神経を伝い皮膚の中まできて，表皮細胞へ侵入し，破壊の結果，局所に水疱を生じます．

　はじめに片側性の痛みを感じます．1, 2日のうちにそこに発赤あるいは紅暈を伴った直径3 mmまでの扁平な水疱が集まって生じてきます．その配列は知覚神経の支配域に沿い帯状です(図9-4)．この水疱は中央がくぼみ，褐色を帯びてくるため，あたかも「へそのある水疱」という形容がされるような形状をとります．1週間もすると，一般には痂皮化してきますが，免疫低下のひどい場合，疼痛も激しいだけでなく，水疱の部分が壊死性の変化に変わり，下に深い潰瘍すらできてきます．

　発症部位は肋間神経，三叉神経第1枝がおおく，胸，背中，顔面の額から上眼瞼が片側性に侵されます．しかし，上肢あるいは下肢に広い範囲で帯状の水疱形成がみられることもあり，免疫低下のひどいお年寄りでは，部位を変えて反対側の知覚神経支配域も侵すことがあります．また，帯状疱疹にくわえて全身に水痘のような水疱が散在して生じる**汎発性帯状疱疹**(herpes zoster generalisatus)が生じることもあります．

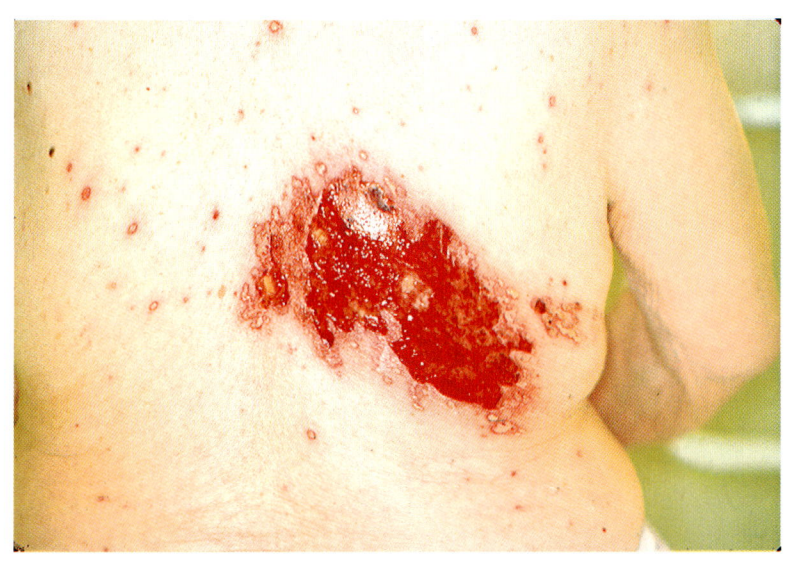

図9-4　汎発性帯状疱疹病変部の広範な糜爛と周辺の正常皮膚に水痘様の水疱性汎発疹が散在しています．

上にも述べたように，治療の基本は抗ヘルペスウイルス薬であるアシクロビルの投与を本症と診断した時点で直ちに開始することにあります．発症から1週間も無治療で経過すると，知覚神経の傷害がかなり進行しているため，そのあと長期間つらい帯状疱疹後神経痛を残す可能性がおおきくなります．軽症では4,000mgを1日5回に分けて内服させます．水疱形成の範囲が広い場合や疼痛が激しい場合は5mg/kgを1日3回に分けて点滴投与します．一般的には，お年寄りでは，治療の確実性を期すためにできれば点滴による投与をすべきでしょう．痛みに対しては，適宜，鎮痛剤を投与します．

　皮疹に対しては，二次感染予防のため，消毒し，抗生物質の外用薬を塗布します．本症の治療では神経傷害の予防に重点をおいているため，外用の抗ウイルス薬に効果を期待することは無理です．

9・7. 晩発性ポルフィリン症（porphyria cutanea tarda）

　酒好きで，露出部の皮膚がごわごわと厚く，褐色に色素沈着がみられ，また顔面とくに眼瞼周囲の生毛が濃い人で，日光に当たったあと，ひりひりした感覚とともに，硬い小水疱ができてくるといった場合，本症を疑います（図9-5）．水疱が破れ，数mmほどのびらんや痂皮さらに稗粒腫が散在して生じていることもあります．ちょっとぶつけた外傷でも，糜爛が起きてきたりします．本症は一般にはアルコールを沢山飲む男性に起きますので肝障害を伴ってきます．

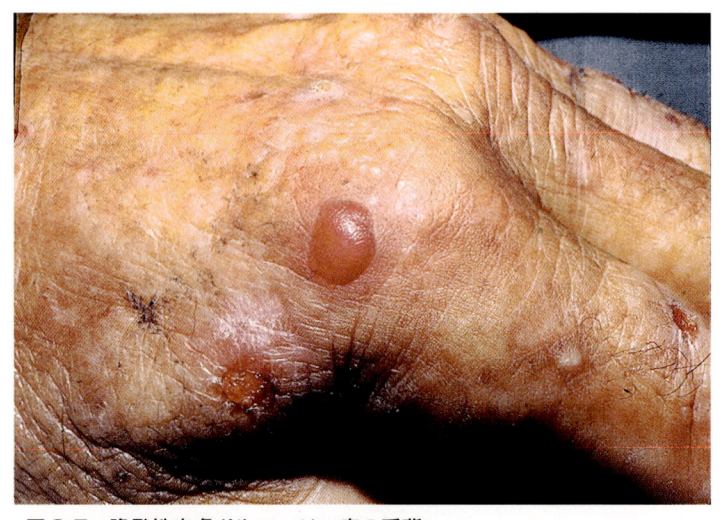

図9-5　晩発性皮膚ポルフィリン症の手背．
　光老化も著明であり，よくみると前に水疱のできた後に，皮膚色のいくつかの稗粒腫の小さい丘疹があります．

遺伝的にuroporphyrinogen decarboxylaseに活性低下があり、ウロポリフィリンとコプロポルフィリンⅢが大量に産生されるため、尿中にウロポルフィリン、コプポルフィリンが排泄されます。まず、尿に蛍光をあてると、ピンクの蛍光が認められポリフィリンの存在が確かめられます。これは尿を酸性化するとなお明瞭になります。水疱の組織像は表皮下水疱で、血管や真皮上層にPAS陽性の物質の沈着、蛍光抗体法により、IgG、C3の沈着が認められます。

治療は禁酒と、肝臓や血液に多量の鉄の貯留があり1週間に1回100ないし200mlの瀉血を行います。それにより、次第に水疱形成の頻度が減ってきます。

9・8. 後天性リンパ管腫（acquired lymphangioma）

リンパ浮腫があると皮膚の表在性リンパ管が拡張し、腫瘍や奇形ではないリンパ管腫が生じ得ます。ほとんどが悪性腫瘍の治療で、領域リンパ節切除をされたあと四肢に生じたリンパ浮腫のところや、子宮癌で、骨盤内を含めたリンパ節切除がされ、浮腫を生じた外陰部皮膚に多数のリンパ管腫を生じてきます。その部位の皮膚の切除縫縮、あるいはリンパ管にブレオを局所注射して閉塞させるなどを行いますが、背景のリンパ浮腫の解決ができないため、根治はむずかしいといえます。

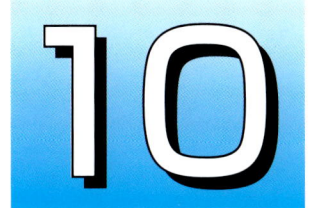

10 皮膚の糜爛と潰瘍

10・1. 口　角　炎 (angular cheilitis ; perleche)

　頬の皮膚がたるむため口角に皺を造りやすくなり間擦疹が生じたものです．とくに歯が抜けてもそのままにしていると，口の周りには深い皺ができます．皺の間には唾液がたまり，その部分の皮膚が湿り，角層が過水和の状態になり皮膚炎が起き，最終的には糜爛を呈し口角炎 (perleche) が生じます．とくに広範なスペクトロルムをもつ抗生物質を内服中は細菌が減るために *Candida albicans* が増殖しやすくなるため，かならず角層を掻き取り KOH 標本を造っての真菌検査も必要です．

　口の皺が歯がないためであれば，入れ歯を作ってもらいます．外用は食後に行います．弱いステロイド外用剤を塗布し，湿った状態には，亜鉛華軟膏が水分を吸収しますので，これを上から重層します．カンジダの増殖があれば抗真菌薬の外用剤を塗布し重層します．

10・2. 褥　　　　瘡（decubitus）

　皮膚組織はつねに血行により栄養，酸素を補給され，代謝産物が除き去られています．強い外力が加わり続ければ血行が遮断され，組織に壊死が生じてきます．若い人でも大量の睡眠薬を飲み自殺を図ったような人では，長時間，深い眠りのために体を動かさないでいると皮膚におきる変化として，骨と皮膚との間に軟部組織が乏しく骨が突出している肘，仙骨・座骨部，かかとなどに体重がかかり圧迫され続けることによる深い潰瘍が生じてきます．当然，高齢者が寝たきりになり，体位の変換が自由にできなければ，骨が突出している座骨部，仙骨部に褥瘡が生じてきます．

　はじめは組織破壊が炎症反応を起こし，一面の紅斑が見られます（Ⅰ度）．この時点で気づけば，体位変換の励行とアルコール清拭や血行を促進するためカプサイシン入り軟膏の塗布をすることで改善が可能ですので，寝たきりの状態ではいつも好発部位への注意が大切です．そして，局所の圧迫を軽くする予防用の看護用具を使用させます．理想的にはエアーベッドや水ベッドに寝かせることで，接触圧力がかからないようにできます．しかし，なによりも大切なことは医療従事者，介護者の数です．一般に大学病院では入院患者数に比し，医療従事者の数が多いため褥瘡の発症はまれです．すぐに，異常を見つけて対処するからです・

　Ⅰ度の褥瘡を見落としていると，表皮，真皮の破壊で浅い潰瘍が生じます（Ⅱ度）．この時点ではヒビテンで消毒し・ゲーベンクリーム，抗生物質軟膏，リフラップ軟膏などの塗布で肉芽促進と表皮形成促進をはかります．深い潰瘍で壊死組織があれば，タンパク分解酵素含有外用剤（エレースC軟膏，ブロメライン軟膏あるいはバリダーゼ局所用）を塗布し壊死組織の破壊除去をはかるなり，物理的に剪除するなりし，冷凍乾燥豚皮やデュオアクティブのような被覆剤に適当に切り込みをつけ滲出液が出るようにして覆い，肉芽形成を促進させます．この時点ではじめて感染予防を目的に抗生物質の全身投与をします・

　褥瘡を気づかずにいたり，不十分な処置しかされなければ，さらに皮下組織にまでの深い潰瘍に発展し（Ⅲ度），筋肉や骨の深さにまで達するものも生じてきます（Ⅳ度）．もっとも広範におきれば骨と骨との間の関節にまでも及びえます（Ⅴ度）．これらのものでは，壊死組織をdebridementし，生理的食塩水で洗浄します．潰瘍のポケットは奥まで覆っている皮膚を花びら状に切開します．肉芽があがってきたら，状況により，単純縫縮または網状植皮を行い，ときには局所皮弁や筋肉皮弁を用いた外科的な対応が求められます．

10・3. 血管の異常

　血管の変化で皮膚に血液循環が上手く行かないと，当然組織破壊による潰瘍が生じます．これらは血液の鬱滞し易い下腿によくみられます．これには動脈性と静脈性とがあります．潰瘍が静脈性か動脈性かの鑑別は足であれば足背動脈の拍動を触れるか触れないかが大きな鑑別点になります．静脈瘤など静脈の鬱滞性変化に由来する潰瘍では潰瘍周囲は暗赤色で硬化が目立ちますが，潰瘍底に肉芽形成がみられます．黄色い壊死性線維組織がみられ，肉芽のみられないものは動脈性です(図10-1)．さらに動脈性は末梢の血流低下でチアノーゼが観察されます．

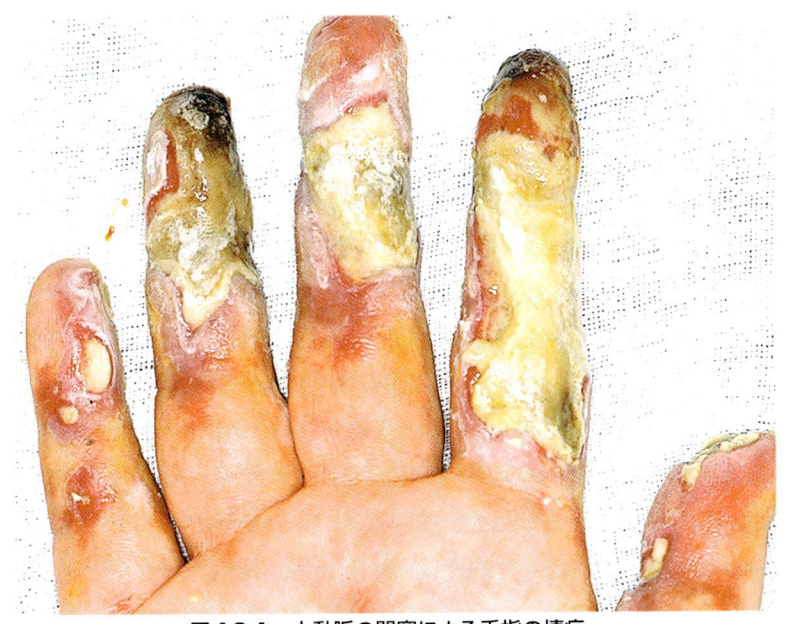

図 10-1　小動脈の閉塞による手指の壊疽．
黄色い壊死物質が固着しています．

10・3・1. 閉塞性動脈硬化症 (arteriosclerosis obliterans)

　おもに下肢の大・中動脈が閉塞し，Burger病と同様，冷感，しびれ感，ある距離を歩くと，大腿や，腓腹部の筋肉がひきつれて痛みがおき歩けなくなり，休むとまた歩けるようになる間歇跛行が起きます．ついには安静時にも疼痛があり，潰瘍や壊疽を末端の皮膚，すなわち足背，外顆，足趾先端に生じてきます．足先をさわると冷たく，チアノーゼがみられたり，足背動脈の拍動は触れなくなります．血管外科の専門医に紹介し，確定診断は血管造影による画像診断によります．治療は血管外科的な血行再建術が必要です．

10・3・2. アテローム性塞栓（atheromatous embolism）；コレステロール塞栓 (cholesterol embolism)

経皮的バルーン冠動脈形成術などのあとや，重症の動脈硬化で大きな動脈のアテロームが崩れ，足趾の動脈に塞栓を起こすと，足趾は痛みとともに青白くなり，溢血斑を生じ，さらに壊疽も起きてきます．生検すると小動脈の内腔にコレステロール結晶を呈する血栓による閉塞が認められます．これが四肢の皮膚の血管に起きれば，その部分で痛みと樹枝状皮斑(livedo)がまず生じ，さらに潰瘍や壊疽の変化が現れてきます．どちらにしてもこのような変化を起こす動脈硬化は非常に進行したものであり，患者さんの予後はよくありません．

10・3・3. 静脈性下腿潰瘍（7・4・1. 鬱滞性皮膚炎の項，86頁参照）

10・3・4. 皮膚血管炎

お年寄りでは，さほど多くはありませんが，上気道感染のあとあるいは薬剤摂取により，下腿を中心に発赤，出血，水疱，点状の糜爛・潰瘍が生じます(**図10-2**)．

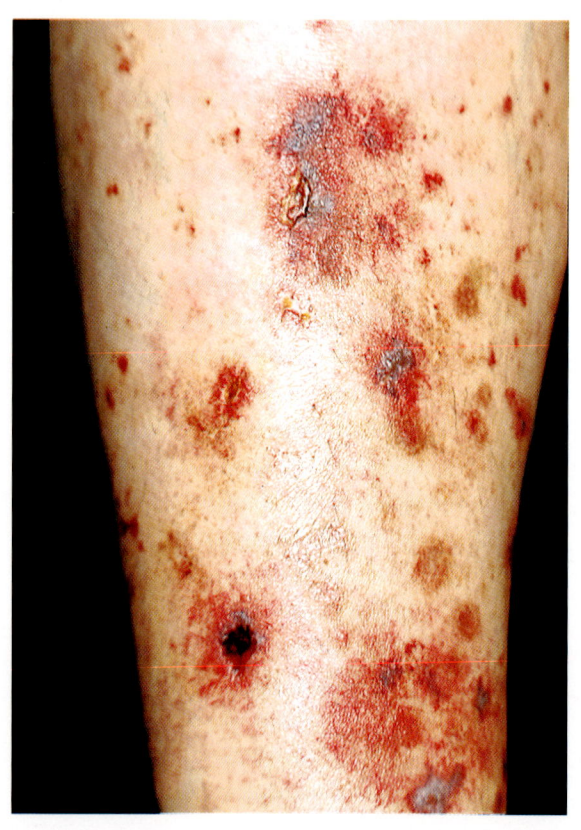

図 10-2　皮膚アレルギー性血管炎．
　紅斑，紫斑，点状潰瘍がみられます．紫斑は単なる出血斑ではなく，炎症反応を背景とするため，触るとやや硬さがある，いわゆるpalpable purpuraです．

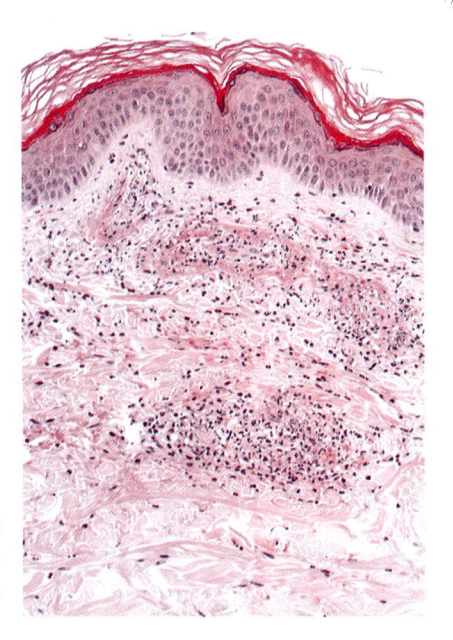

図 10-3　皮膚アレルギー性血管炎.
　真皮上層のフィブリノイド変性を示す小静脈を中心に好中球，リンパ球の細胞浸潤がみられ，浸潤細胞の核の破壊した核塵も混在しています．

　紫斑は単なる出血斑ではなく，炎症反応を背景とするため，触るとやや硬さがある，いわゆる触れうる紫斑 (palpable purpura) です．紅斑部での生検組織をみますと真皮の小静脈の血管壁にフィブリノイド変性，血管周囲の好中球の浸潤と核塵を認める**白血球破壊性血管炎**(leukocytoclastic vasculitis)の像が見られます(図10-3)．すなわち血管壁とその周囲の組織に抗原抗体結合物である免疫複合体が沈着し補体が活性化された結果おこる変化です．血液の検査，免疫グロブリン値，補体価，ASO，CRPの検査，検尿を行い，全身的侵襲がどうかを調べます．上気道感染後に，関節痛，腎炎，腸管出血を起こす**アナフィラクトイド紫斑**では，IgA値の上昇やIgA免疫複合体，IgAならびに補体の血管壁への沈着が証明されます．

　治療は下肢を挙げての安静が大切です．プレドニン１日30mg程度の内服が著効を示すことがあります．感染症，あるいは感染病巣がはっきりしている場合はその治療も行います．

11 斑をなす皮疹

11・1. 黄白色斑

　上眼瞼の内側の色々な大きさの黄白色斑は**眼瞼黄色腫**(xanthelasma palpebrarum)を考えます(**図2-18参照**).大半は正脂血症の人にみられます.高齢者の眼瞼の皮膚はたるみがあるため,切除してもほとんど変形を起こすことがありません.CO_2レーザー治療も有効です.プロブコール250mg1日2回の内服でも,3,4カ月で効果がでてきます.

　高コレステロール血症が家族的に生じたり,あるいは糖尿病やアルコールの多飲,甲状腺機能低下で二次的におきると,軀幹四肢に結節性黄色腫や腱黄色腫がでてきます.この場合上記プロブコールの内服かシンバスタチン5mg1日1回の内服をさせます.

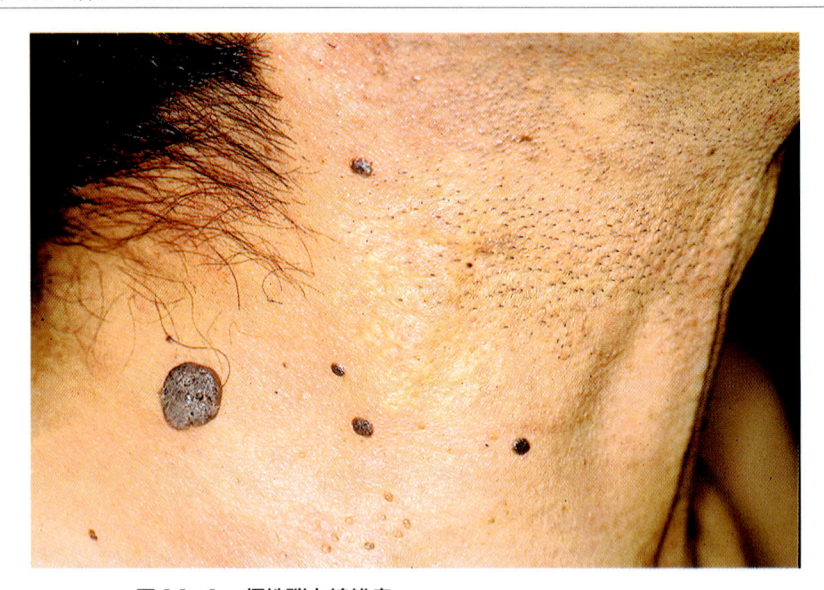

図11-1 仮性弾力線維症.
頸部の皮膚が細かい網目状の黄色斑からなっています．散在する灰褐色の丘疹，結節は脂漏性角化症，細かい皮膚色の丘疹はアクロコードンです．

　これと似て黄色に見えますが，細かい黄色の丘疹が網状に集合したものが，側頸部，腋窩，腹部，鼠径部などに生じているものは**弾力線維性仮性黄色腫**(pseudo-xanthoma elasticum)であり，遺伝的に異常な弾力線維の集積とカルシウムの沈着が起きてみられる変化です．眼科的に眼底に血管線条が認められ，結合組織が脆いため眼底出血，心血管系の異常として，冠不全，消化管出血，間欠跛行などを生じてきます(**図11-1**)．

１１・２　角化性局面

　皮膚の表面に鱗屑あるいは痂皮様鱗屑をつける局面は表皮が増殖する腫瘍で見られます．これらは構成する細胞の性質から良性腫瘍と悪性腫瘍とに分けられます．盛り上がりの少ない局面は悪性といっても腫瘍細胞に対する生体防御による免疫反応の炎症が関係しており，動きもおそい，いわゆる前癌状態(carcinoma in situ)であり，病変も表皮内に限局しています．

１１・２・１．良性の角化性腫瘍

　扁平で一様な褐色調局面をしめす**脂漏性角化症**と**日光性黒子**との鑑別は難しいことがあります．しかし拡大鏡で近くから見ると疣贅状あるいは乳頭腫状の角化の目立つ表面をしている褐色の局面は脂漏性角化症の可能性が圧倒的に高くなります．これらは日光をはじめとする環境の刺激で生じたもので，老人で持たないひとはありません（図２-５参照）．

　外観から気になるような場所にある場合，液体窒素による凍結療法を行います．はじめはその後の色素沈着が目立ちますが，半年もするとわからなくなります．あるいはCO_2レーザーで焼灼することもできます．脂漏性角化症が急に大きくなったり急に出現して来たときには，その一部を生検して組織学的検査をする必要があります．その多くは刺激をうけ，リンパ球あるいは好中球が浸潤し浮腫状になった，いわゆる**刺激性脂漏性角化症**(irritated seborrehic keratosis)であることがほとんどです．一様な基底細胞様の細胞にまじり，角化傾向を示す扁平上皮のかたまりsquamoid eddyがあるのが特徴です．

　患者さんが気にするのであれば，液体窒素による冷凍療法で，あるいは最近発展しつつあるCO_2レーザーを用い，表皮成分だけ破壊することにより，半年もすれば，ほとんど瘢痕なしの状態に消失させることが可能です．

１１・２・２．日光性角化症 (actinic keratosis)

　将来的に数カ月から何十年のあいだに扁平上皮癌に発展しうる可能性のある前癌状態の本症は，露出部の長年の日光照射の結果，光老化の著明な顔面や手背に１～２cmの紅褐色局面が存在し，表面に固着性の鱗屑をつけています（**図11-2**）．ときには厚くとびだした角状の突起を付着し**皮角**(cornu cutaneum)の形容に相当する変化

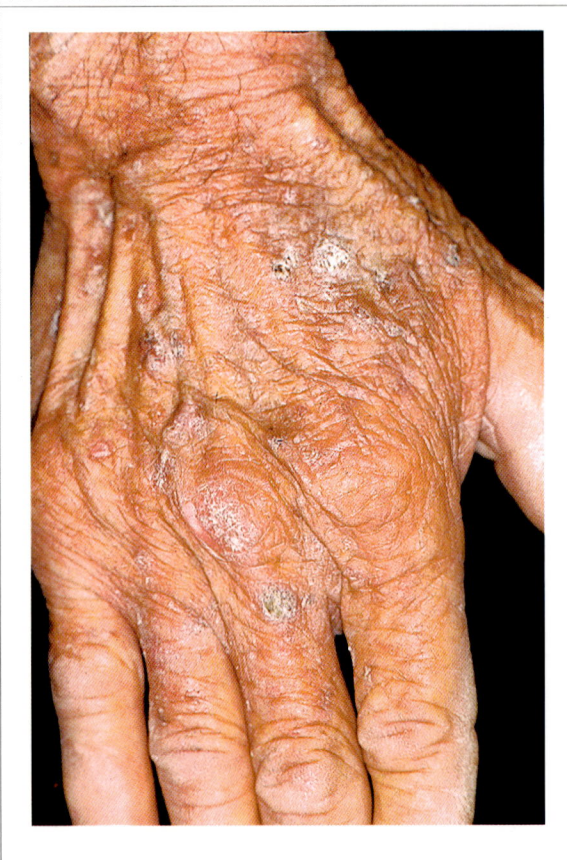

図11-2 光老化で薄くなった手背の皮膚に多発する日光角化症.
ブツブツと盛り上がった角化性丘疹や痂皮に覆われた部分はすべて前癌状態です.

を示すこともあります．あるいは，それがとれてできた糜爛，さらに痂皮形成もみられます．色白の光老化の目立つひとでは，複数もっていることもあります（図2-21参照）．沢山できている場合，すべてを探し出すことが困難であり，前述したように5％5FU軟膏を1日2回塗布し1，2週の内に糜爛が生じてくることをもって場所を確かめます．扁平上皮癌が発生するとその部分は盛り上がり，結節・腫瘍を生じてきます（図12-9参照）．

　本症を疑う場合，かならず組織学的検査が必要です．辺縁を取り巻く正常表皮と明確な境をもって接し，病変内では毛嚢，汗管の上皮と鮮明に違いのわかる異常な細胞群が表皮内だけに認められ，その上を覆う角層だけは錯角化を呈しています（図2-22参照）．

　治療は切除してもよし，あまりに多ければ切除瘢痕が無数になるということもあり，液体窒素による凍結療法あるいは診断兼治療というかたちで5FU軟膏処置でも構いません．一応治癒してからも，1，2カ月おきに診察し半年間は再発がないことを確かめます．

11・2・3．ボーエン病 (Bowen disease)

　もう一つの前癌状態である本症は露出部に生じた限り日光性角化症と区別がつきませんが，被覆部に生じた場合は，境界が鮮明で，扁平ないし軽く盛り上がった紅褐色の局面で，表面に鱗屑あるいは痂皮状鱗屑をつけます〔**図11-3**〕．それが，何年もかけ次第に拡大してゆきます．下腿，足背などでは，少々かゆいと貨幣状湿疹と誤診されることがあります（**図2-35参照**）．そのうちに，さらに悪性度の高い細胞が現れ真皮にまで侵入を開始すると，紅斑性局面の一部が盛り上がってきます．すなわち扁平上皮癌が発生してきた証拠です．これは悪性黒色腫が異常な黒色斑から盛り上がってくることと，よく似ています．怪しいものは生検し組織像をみれば，特有の異常な表皮細胞が乱れた配列をとり存在し，ところどころに表皮性多核巨細胞，核分裂像，異常角化の散在を認めますので，診断は容易です（**図2-36参照**）．

　露出部に生ずるものは長期の日光による日光角化症のボーエン型としても，そのほかの部位に生ずるものは飲料水などから摂取した無機三価砒素や外陰部や手指ではヒト乳頭腫ウイルス，とくに子宮頸癌の原因ともなるHPV 16, 18, 33などの性的感染が原因と考えられます．

　治療は日光性角化症に準じます．女子の外陰部の場合はすべてを処置し得ないことが多くパージェット病に準じた広範囲切除をします．

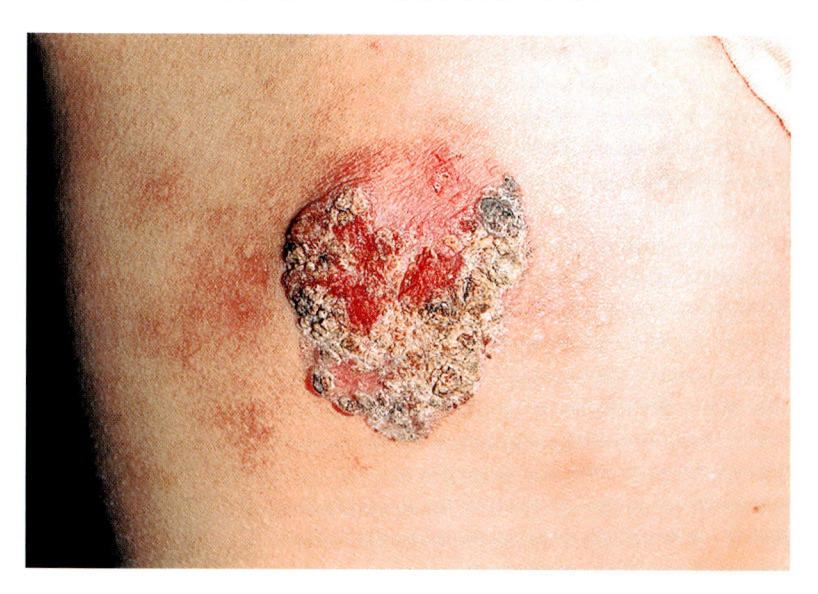

図11-3　大腿に生じたボーエン病.
厚い痂皮様鱗屑をつけた紅斑性局面が何年も存在しています．

11・2・4. ミベリ汗孔角化症 (porokeratosis Mibelli)

特徴的な外観を呈するため,誤診はしにくい辺縁が環状で褐色の明瞭な局面です (**図11-4**).その辺縁は角化が著明で堤防状に隆起し,中心部は陥凹して赤色調を帯びた萎縮性の瘢痕のようにみえます.これが次第に拡大します.本症は常染色体優性遺伝します.中央の部分は正常皮膚とちがうクローンの表皮細胞から構成され,異常と正常とがぶつかり合う部分の組織を調べると,表皮が陥入し錯角化をともなう角栓,cornoid lamellaが認められます(**図11-5**).異常細胞の部分から長年すると扁平上皮癌が発生します.切除以外には治療法はありませんので,処置しない場合には注意深くフォロー・アップする必要があります.

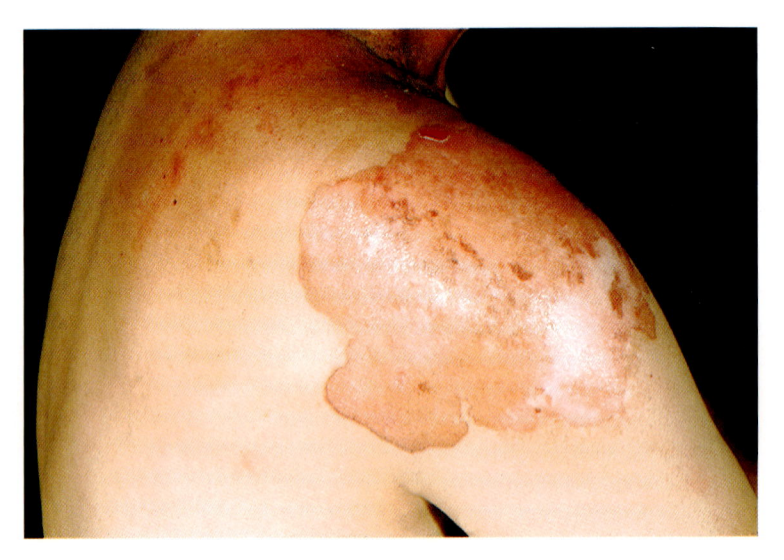

図11-4 ミベリ汗孔角化症.
角化した褐色の環状辺縁の内側が異常細胞のあつまりです.

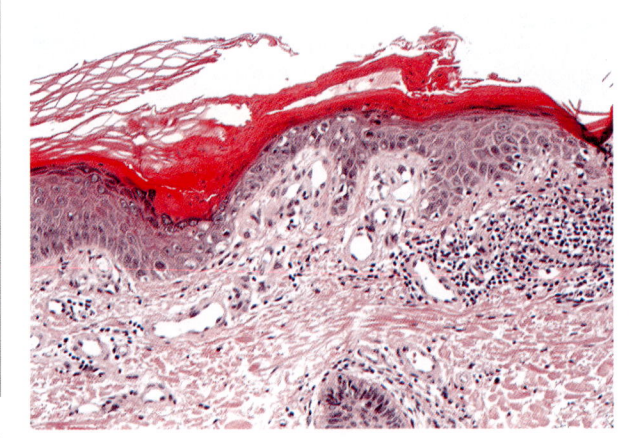

図11-5 ミベリ汗孔角化症の組織像.
表皮が陥入し錯角化をともなう角栓,cornoid lamellaが認められ,異常細胞の下にはリンパ球浸潤が見られます.

この皮疹のミニアチャー版といえるものが，**播種性表在性汗孔角化症**です．全身に数mmから1cmほどの環状の褐色皮疹が多数みられます．これが日光露出部だけにできるものもあります．こちらのほうの癌化の可能性はほとんどありません．治療は冷凍療法か5FU軟膏塗布により2，3週で消失します．

11・2・5．表在性基底細胞癌(superficial basal cell carcinoma)

何年もかけ，ゆっくりと拡大してくる境界明瞭な黒褐色の点状，線状の辺縁に取り巻かれた赤色局面で，そこに多数の点状の褐色斑が播種状に存在します(**図11-6**)．一部には糜爛面や痂皮もあります．組織的には表皮にぶら下がったかたちで基底細胞癌の小さいまるい病巣が認められます．

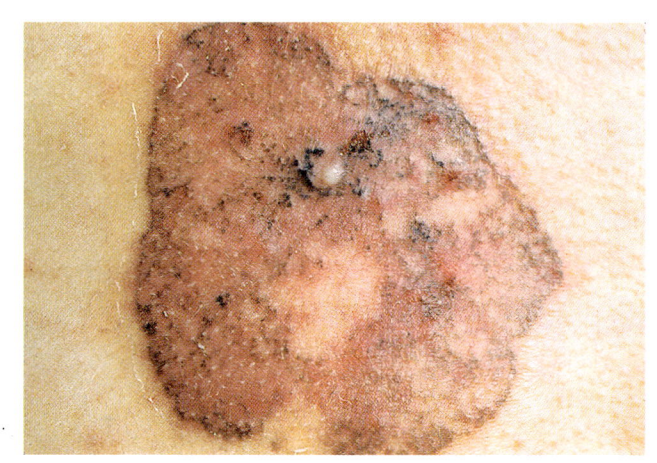

図11-6　表在性基底細胞癌.
明瞭な境界をもった褐色斑です．

11・3．瘢痕状の硬結

皮内に硬結を触れる黄白色の局面を顔面に認めた場合，**斑状強皮症様基底細胞癌**(morphealike basalioma)の可能性があります．生検すると，組織学的には真皮に繊維化が強く，そこに埋まるように小さい病巣が散在します．この場合，繊維化した腫瘍の辺縁がはっきりしないため，再発防止には，ある程度広範な切除が必要です．

同様の変化が上口唇，頬に生じた場合，**microcystic adnexal carcinoma (syringomatous carcinoma)** の可能性を考慮に入れます．やはり線維化が強いところに，一見，汗管腫に似た管状，あるいは索状の基底細胞様の細胞塊が散在してみられます．この場合も治療は辺縁を十分にとり切除します．

12 皮膚の結節と腫瘤

12・1. ふつうの皮膚色の結節・腫瘤

12・1・1. 良性上皮性腫瘍

　　長い年月かかって正常の皮膚表面が覆われ，いつのまにかゆっくりと成長する腫瘍は，表皮由来では真皮の表皮組織が産生した角層を包んだ袋状をなす**表皮囊腫**のほかにはありません．表皮よりも深いところにある表皮付属器，すなわち，汗腺，毛囊，皮脂腺の良性腫瘍の可能性もあります．いずれも付属器の多い顔面や頭部に好発します．

　　特徴としては汗腺系腫瘍のうち間葉系組織，たとえば粘液腫様の変化や軟骨産生などの増殖と共に腺腔や管腔への分化をしめす上皮性腺腫が共に増殖する**混合腫瘍**（mixed tumor）が鼻の周辺の異様に突出した腫瘍として生じます（**図12-1**）．ただし多数の腺細胞の増殖した塊をヒアリン化した間質組織が丸く取り囲む組織像が特徴の**円柱腫**（cylindroma）だけは，平滑な表面を呈し血管拡張を示す腫瘍として頭部に好発します．毛囊系腫瘍は被髪頭部によくできます．皮脂腺系腫瘍も同様ですが，

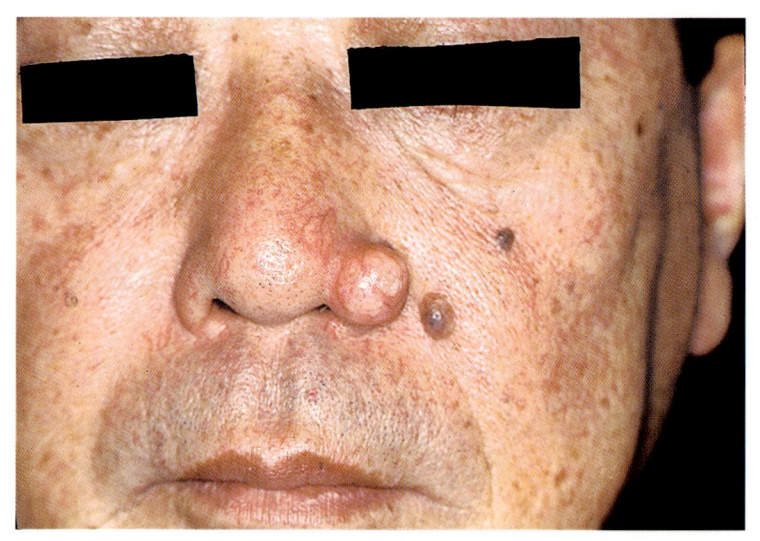

図12-1 鼻翼に生じた皮膚混合腫瘍.
触ると弾力性で硬く感じます.

　この場合は上からも黄色調の色調がよく見えます．つまむと痛い上皮系の腫瘍としてはエックリン螺旋腫(eccrine spiroadenoma)があります．これらは，いずれも切除し組織検査をしない限り決定的な診断は下せませんので，治療を兼ねて全摘します．

12・1・2. 良性間葉系腫瘍

　ゆっくりと大きくなる皮膚色の腫瘍としては皮膚の結合組織構成成分からなる腫瘍がみな可能性をもちます．すなわち線維腫，粘液腫，粘液囊腫，神経腫，神経鞘腫，平滑筋腫等であり，良性上皮性腫瘍と同様に対処します．
　つまんで柔らかい老人に軀幹に半球状に盛り上がった結節は孤立性神経線維腫です．神経線維腫症とは無関係です．臀部や大腿の不正型で柔らかい隆起や懸垂状の腫瘤は単発性浅在性脂肪腫母斑です．
　一方，つまんで痛みがある場合には，血管平滑筋腫，神経腫，神経鞘腫，granular cell tumorをまず考えます．多発性の皮下腫瘍であれば血管脂肪腫を疑います．この腫瘍は皮下でときには人為的に位置をかえたりすることもできます．いずれも診断と治療を兼ねて切除します．

12・2．短期間に大きくなってきた皮膚の結節と腫瘤

　週や月単位で速やかに大きくなるものでは悪性腫瘍を疑います．高齢者でつねに念頭に置くべきものは内臓からの**転移性悪性腫瘍**です．多発して生じてきた場合はなおのことです．肺癌，乳癌，胃癌，肝臓癌など自覚症なしの皮膚の腫瘤がはじめの徴候ということがあり，組織学的検査により初めて診断がつくこともありえます．

　露出部位にできた表面に毛細血管拡張が目立つ結節や腫瘤では**基底細胞癌**の可能性が大です(**図12-2**)．基底細胞癌は転移の可能性は少ないのですが，少しでも取り残すと，それがまた増殖し，局所破壊に進行します．そのため腫瘍の辺縁から腫瘍内へ真皮全層を入れた深さまでの組織を生検し，腫瘍組織の形態と浸潤の深さを検討します．日本人の基底細胞癌は8割がた黒色をしていることも特徴です．毛囊上皮よりもさらに強い塩基性の細長い核をもった一様な腫瘍細胞の塊りが，未熟で細胞成分に富んだ基質に散在し，腫瘍細胞塊と間質成分との間にはよく裂け目がみられます(**図2-10参照**)．ときには腫瘍細胞塊は付属器のような形態であるいは腺のような形態をとってみられます．いずれも酸性ムコ多糖を染色するアルシアン・ブルー染色をすると裂隙や腺腔の内容物が陽性に染まります．

　治療は周囲の正常組織を辺縁5mm含め，深さは生検像から判断し脂肪組織全層，あるいはその下の組織までいれて切除します．

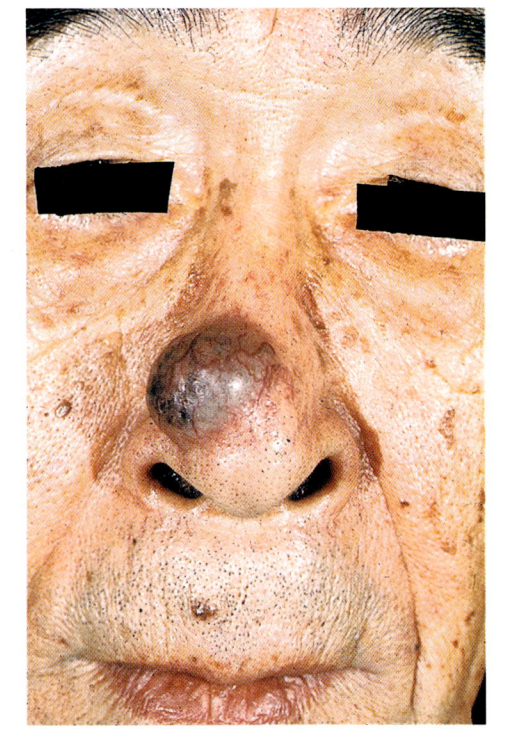

図12-2　鼻背の基底細胞癌．
　黒褐色の腫瘍の表面の毛細血管拡張が著明です．

12・3. 黒褐色の結節の腫瘤

　若者の盛り上がった色素性母斑に似たものが，顔面あるいは軀幹にもっともよくみられるものは，**脂漏性角化症**の亜型でかつて黒色上皮腫(melanoepithelioma)と呼ばれていたものです．平滑な濃い黒褐色の表面をした結節や腫瘤でよく見ると毛孔に黒色面皰のような角栓が詰まっています(**図12-3**)．組織を調べるとメラニン色素を多数含んだ小型表皮細胞からなる，著明に肥厚した表皮組織に，仮性角化囊腫が散在する典型的な脂漏性角化症の像が見られます(**図2-4参照**)．

　これよりさらに黒く見える青黒い局面や結節あるいは腫瘤では，**基底細胞癌**をまず疑います(**図12-2**)．好発部位は鼻背，鼻翼，頰で，とくに丘疹や結節の表面や周辺に毛細血管拡張が見られるものでは疑いが大きくなりますし，中央に潰瘍を生じてくればまず確かです(**図2-9，10参照**)．生検と組織像は上に述べた通りです．

　不規則なかたちをしこれまで次第に拡大してきた色素斑に黒色あるいは一部黒色の腫瘤ができてきた場合は前癌状態(melanoma in situ)から浸潤性の**悪性黒色腫**が生じてきたことを疑います(**図2-7参照**)．

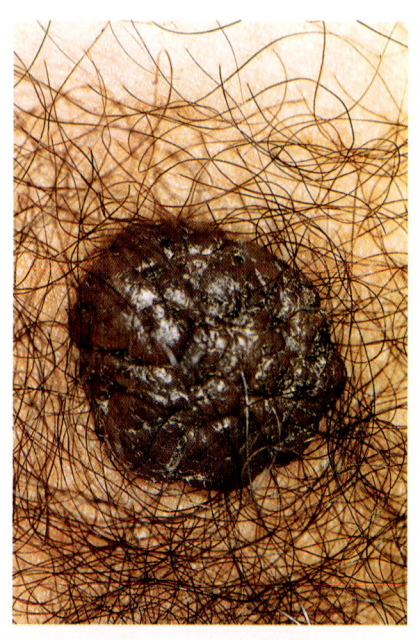

図 12-3　下腹部に生じた脂漏性角化症．
　黒褐色の分葉状の表面をよく見ると，黒色面皰のような角化物の付着がみられます．

白人のように色の白い皮膚をしていて，日に当たっても皮膚は赤く焼けるが後は黒くならない人で，青黒い結節・腫瘍が生じ，速やかに大きくなってきた場合には**結節状悪性黒色腫**を疑います．

　悪性黒色腫を疑った場合には辺縁の正常皮膚を 1 cm は含め，筋膜の上で切除し，そのまま開放創にして組織学的検査の結果を待ちます．組織学的に本症と診断がついた場合，さらに周辺 2 cm 以上の正常皮膚を切除し植皮します．腫瘍の厚さが 3 mm を越えるものでは，リンパ節を触れなくとも予防的な領域リンパ節の郭清と DAV(dacarbazine, ACNU, vincristine)フェロン療法を4回程度は行います．

　急に大きくなった黒い結節で悪性黒色腫と間違いやすいものに，**血栓性静脈**(thrombosed vein)があります．よくみると，青黒さではなく，赤黒い感じがしますし，ときには圧痛があります．

　真皮のメラノサイトの腫瘍である**青色母斑**(blue nevus)も青黒い結節をつくります．しかし，これは何年もかけてすこしずつ大きくなりますので，良性と判断できます．この好発部位は手背です．

12・4. 赤い結節と腫瘤

これまで述べてきた皮膚色の腫瘍でも，もしも局所での炎症反応が起きれば紅色結節・腫瘤を形成します．

12・4・1. 皮膚リンパ球腫

顔面など露出部に生じてくる赤色結節・腫瘤で組織学的にリンパ球，マクロファージ，形質細胞など色々細胞の密な浸潤のみられるものを**偽リンパ腫，皮膚リンパ球腫，皮膚リンパ球増殖症**(pseudolymphoma ; lymphocytoma cutis ; cutaneous 1ymphoid hyperplasia)と呼んできました．T細胞優位，B細胞優位さまざまで，従って構成細胞は多彩，多クローン性で，単一の腫瘍細胞の増殖であるmonoclonalityは証明されません．本症は虫刺されをはじめ，環境から侵入した抗原物質への過剰免疫反応が本態と考えられ，生検を契機にして消退したり，強力なステロイド外用剤塗布，ステロイド局所注射で容易に消退します．

皮膚の悪性リンパ腫は場所をえらばず，赤色結節，腫瘤を生じてきます．組織像から真皮上層から表皮に浸潤が密であれば，T細胞リンパ球腫，真皮下層から皮下組織に密であればB細胞リンパ腫の可能性を考えます．中には，軀幹四肢に紅色結節が次々と発症してきて，浅い潰瘍形成，痂皮化を示すようなMucha-Haberman病に似た臨床像をとりながら，組織学的にはホジキン病に見られるCD30＋細胞の異様な細胞の増殖があっても，腫瘍細胞への免疫的な攻撃があって数週から数カ月のうちに自然治癒するlymphomaloid papulosisも存在します．いずれにしても，結節を切除し，構成リンパ球の性状とmonoclonalityの検索をし，専門施設での治療が必要です．

皮膚原発のB細胞リンパ腫は単発では局所病変の切除あるいは電子線療法だけで十分治療できますが，多発性の症例や急速に増大するものでは，全身的侵襲を起こしてくるものがありますので，CHOP療法を行うとともに慎重なフォローが大切です．

12・4・2. サルコイドーシス（sarcoidosis）

慢性感染症でなくてマクロファージの浸潤が主体をなす肉芽腫性疾患としてサルコイドーシスがあります．肉芽腫をつくりうる環境要因が過去に色々と浮かび上

がっては消えて行きました．最近の遺伝子工学の発展により，もっとも，注目されているものは抗酸菌です．そのDNAが病変部で高率にみつかるという報告がされています．

サルコイドーシスは若者でも生じ得ますが，むしろ中高年の疾患です．紅色結節を顔面の鼻唇溝，頬，内眼角，鼻根部に好発します(**図12-4**)．本症では，同じように高い頻度で，周辺がやや隆起し中央の陥没した局面型皮疹が額に好発します(**図2-15参照**)．

そのほかの皮疹としては，古傷の瘢痕が腫脹する瘢痕浸潤があり，これは比較的初期に生じて自然治癒したりして気づかれないことがあります．頻度の少ないものとしては，耳，鼻，手指の赤紫の腫脹は一見すると凍瘡のようにもみえますので，凍瘡状狼瘡(lupus pernio)と呼ばれているもの，躯幹の毛孔に一致した丘疹が多発する苔癬様型などがあります．

組織像の典型的なものではリンパ球浸潤の少ない多核巨細胞を混じた丸い形状の類上皮細胞肉芽腫の像をとります(**図2-17参照**)．

もちろん皮疹だけでなく，霧視や飛蚊症で眼科を受診し，眼底に病変を見つけられたり，咳きや息切れという呼吸症状で胸部X線撮影で両側肺門リンパ節腫脹(BHL)で見つけられるひともいます．

本症は心臓刺激伝達系の異常による不整脈，心不全などで突然死をすることがあり，皮疹から本症を疑った場合には，血清ACE値の上昇，ツベルクリン反応の陰性化についても検索を行います．

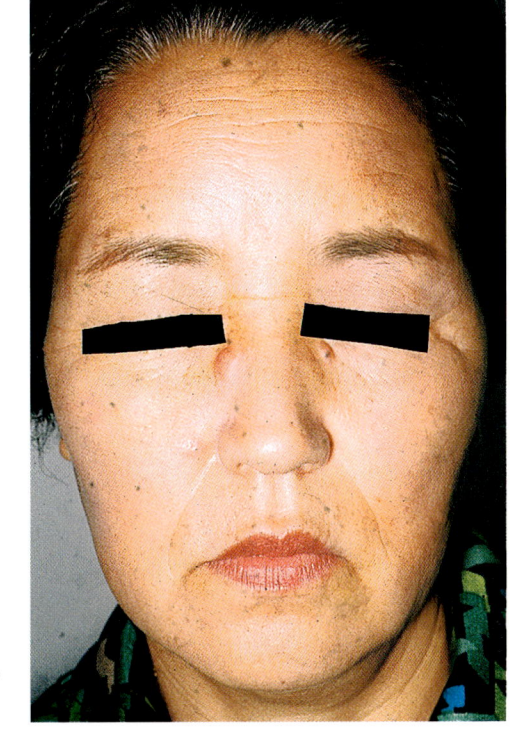

図12-4 サルコイドーシスによる両側鼻根部の結節型皮疹．

12・4・3. 間葉系悪性腫瘍

　　間葉系の悪性腫瘍は多かれ少なかれ免疫反応による炎症反応が伴うため紅斑あるいは赤色腫瘤を形成します．白血病細胞の皮膚浸潤の皮膚白血病，悪性リンパ腫では，みなこのような変化を示します．いずれも生検による組織学的診断が必要です．診断がついたら適宜，腫瘍専門医に紹介します．

12・5. 糜爛・潰瘍や痂皮のみられる赤い結節と腫瘤

　　結節・腫瘤がすみやかに大きくなって表面が崩れてくる場合，まずは肉芽腫性の反応を考えますが，年齢から言っても上皮性の悪性腫瘍の可能性が大です．これらは触ってみると硬く触れます．しかし，良性腫瘍もあり得ますので，結論を急がないことです．

12・5・1. 血管拡張性肉芽腫（granuloma telangiectaticum）

　　顔面や手指，口唇粘膜などに急激に大きくなる柔らかい赤い結節です．ちょっとした外力で，傷つきすぐに出血します．大きさは2,3mm位で，10mmを越えることはありません（図12-5）．
　　治療には液体窒素の凍結療法，強力な局所ステロイド剤の外用，あるいはステロイドの局所注射などで容易に消退します．もし，変化なければ周辺の正常皮膚を1,2mm入れ真皮まで含め切除し組織検査と治療を兼ねます．

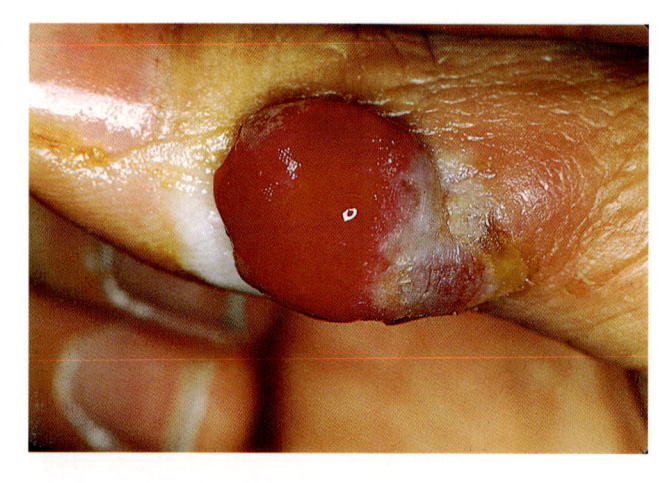

図12-5　血管拡張性肉芽腫．
　速やかに大きくなり，ちょっと触れても毛細血管性のじわっとした出血をよく起こします．

12・5・2. 感染性肉芽腫 (infectious granuloma)

外から外傷で異物がはいっても，あるいは生体由来の毛や爪が刺さったり，表皮囊腫が破裂しても，構成する角層も異物ですので激しい急性炎症，さらに処理し切れなければ，血管が増生し，好中球にくわえ，リンパ球，形質細胞，マクロファージや巨細胞の集積からなる**混合細胞性肉芽腫**(mixed cell granuloma)が形成されます．急性炎症をおこす化膿球菌によるものとは違い，結核菌，非定型性抗酸菌，真菌は特有の感染性肉芽腫を生じてきます．

臨床的には外傷をうけやすい，顔面，四肢末端とくに手背，また，椅子に腰掛け傷つきやすい臀部などに糜爛・痂皮に覆われていることが多い，圧痛のある紅色結節を生じます．特有なものとして手にできた**スポロトリコーシス**ではリンパ管に沿って肉芽腫を生じることがあります(図12-6)．

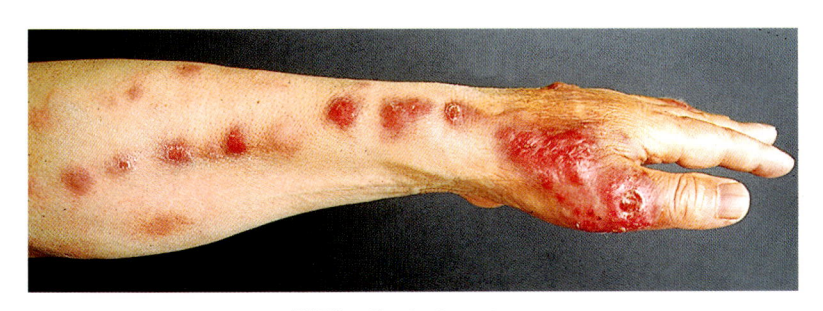

図 12-6　リンパ管型スポロトリコーシス．
親指に外傷を数週間まえにうけ，次第に中枢側に列序性に配列する紅色結節を多発してきました．

本態を明らかにするためには，PPD皮内反応，スポロトリキン反応を行うほか，組織学的検査，微生物に対する検査が必須です．痂皮は真皮から経表皮的に排除された微生物を含んでいることがあり，**クロモミコーシス**のような黒色真菌による深在性真菌症では褐色の菌要素をKOH標本でも見つけることが可能な材料にもなります．またスポロトリキン反応はスポロトリコーシスに特異的に陽性にでます．

生検したとき，組織断片を抗酸菌培養のため小川培地，真菌培養のためサブロウ培地に載せ25℃で培養します．結核菌は37℃，非定型性抗酸菌は25℃で増殖するため，小川培地は二つ用意します．いずれも化膿球菌ほどの速度で増殖はしませんが数週間以内でコロニーを造ってきますので，同定をします．抗酸菌は最近ではPCRによる同定がされるようになり，滲出液や生検の組織切片のような小さい材料からでも，検出が可能になりました．

結核や非定型性抗酸菌感染症，深在性真菌症の診断がついた時点で，それぞれの菌へ感受性のある薬剤投与による治療をおこないます．ただし，*Mycobacterium* marinum感染症，スポロトリコーシス，クロモミコーシスにはカイロなどによる**局所温熱療法**が有効であり，単独でも2，3カ月以内に治癒させうることは可能ですし，薬剤との併用で治療期間を短縮することができます．

12・5・3. ケラトアカントーマ（keratoacanthoma）

1，2カ月のうちに，顔面や手背の光老化の目立つ皮膚に初め疣贅状の丘疹として出現し，急激に盛り上がり中央に痂皮あるいは角栓を呈するドーム状の硬い赤い結節や腫瘤では，まずケラトアカントーマを考えます（図12-7）．扁平上皮癌（SCC）に比較しても成長が早すぎます．この場合には全体の構築を残すためメスで辺縁から腫瘍の中央まで含めるように舟形に生検をします．ここでひとつの工夫をすると診断かつ治療も兼ねることが可能です．すなわち局所麻酔剤と1,000倍に薄めてブレオマイシン注射液を等量に混合して局所麻酔を行います．組織学的には表皮が折れ込んで中央に大きな角栓を取り囲み，まとまった角化傾向の目立つ扁平上皮癌の像が観察され，真皮には強い炎症反応があります（図12-8）．ここから好中球やリンパ球が腫瘍組織に侵入し微細膿瘍を作っています．このような組織像をみて本症と診断できる頃には，局所注射したブレオマイシンの影響で腫瘍は壊死しはじめ，2，3週間ほどして壊死組織が脱落するとすべて消失してしまいます．

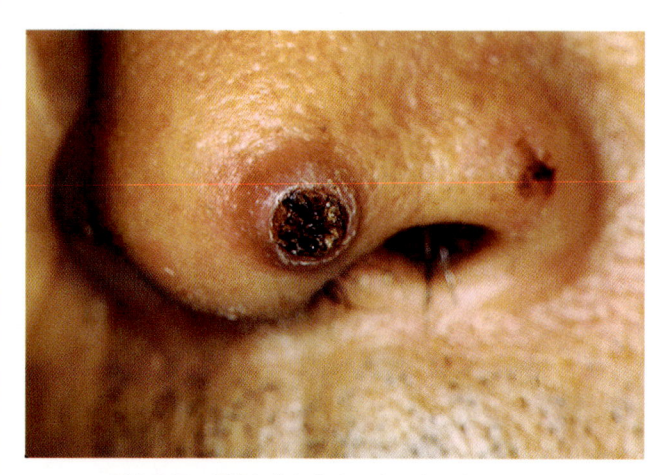

図12-7 鼻尖に生じたケラトアカントーマ．
2カ月前に，丘疹が生じぐんぐんおおきくなり，噴火口状の中央に角化物を詰めています．

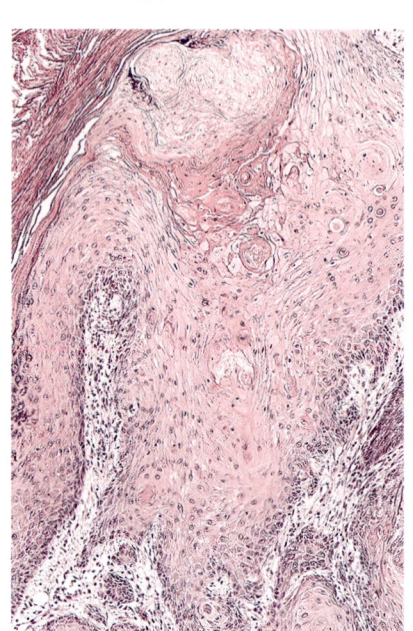

図12-8 ケラトアカントーマの辺縁部の組織像．
正常表皮が折れ曲がった部分から癌真珠をつくる角化傾向のつよい扁平上皮癌の組織がみられます．真皮には炎症反応があります．

12・5・4. 扁平上皮癌（squamous cell carcinoma）

　現在，一番多い発症は強い光老化のある皮膚の日光性角化症からです．当然，顔面ならびに手背に表面が糜爛を呈する結節，腫瘤として生じてきます．もちろん慢性放射線皮膚炎の皮膚にできた放射線性角化症，古い広範な熱傷の瘢痕の瘢痕角化症など，肉眼的には硬い角層の塊が付着してみえる斑やボーエン病などが，何年かして盛り上がり始めます(**図12-9**)．さらに，その表面が糜爛・潰瘍を呈し，ぶつぶつと不良肉芽のような外観をとってくれば扁平上皮癌をまず考えます．表面が崩れ，そこにある壊死物質が細菌により分解され悪臭を生じるようになります．

　そのほか火だこや臀部に長年繰り返してきた慢性膿皮症など慢性刺激も発生母地となります．

　生検組織に，角化傾向の強い異形性に富んだ大小不同な上皮性の細胞塊の真皮への侵入を認めます．よく分化した種類では中心に角化した細胞を取り囲み，それに至るまでの細胞の塊からなる癌真珠をみます．未分化なものでは異形性に富んだ細胞の集塊だけです．

　ボーエン病や日光性角化症から由来する一部のものでは細胞質が明澄ないわゆる明澄細胞(clear cell)からなり，一見すると毛囊の外毛根鞘細胞のようにみえる細胞群か

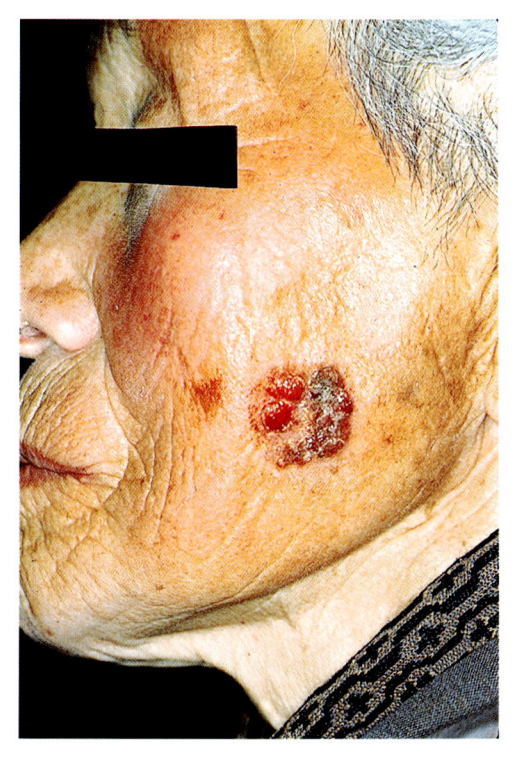

図12-9　光老化の強い女性の頬に生じた扁平上皮癌．

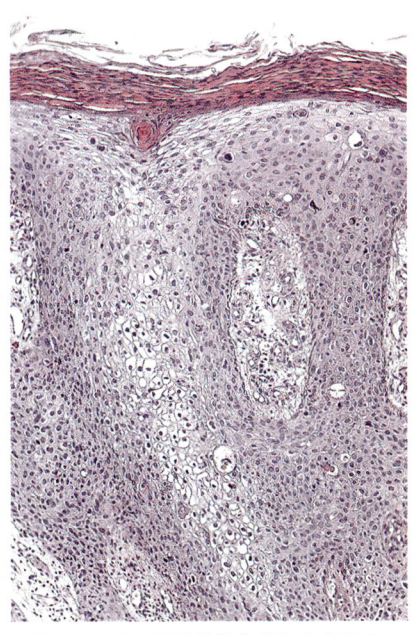

図12-10　日光性角化症から由来する扁平上皮癌の組織像．
　一部に明るい，一見すると毛囊の外毛根鞘細胞の様にみえる細胞群からなるため，悪性外毛根鞘腫とも言えるような所見を示すものがあります．

らなるため，悪性外毛根鞘腫とも言えるような所見を示すものがあります（**図12-10**）．しかし，これらは外毛根鞘由来を示唆するケラチンの表現はなく，表皮への分化を示す腫瘍が代謝異常からこのような変化をとると考えるべきでしょう．

　治療は前癌状態の部分をふくめ，少なくとも脂肪組織まで含めて切除します．領域リンパ節を触れる場合には生検し，もし転移がみつけられればリンパ節郭清をおこなうし，適宜，ペプレオマイシン単独あるいはマイトマイシンとの併用化学療法を行います．

　健康な年寄りでは基底細胞癌の発生のほうが扁平上皮癌より多いことがふつうです．しかし，腎臓を初め臓器移植を受けた患者では臓器への拒絶反応を抑えるため免疫抑制薬が投与され，細胞性免疫機能が低下しています．このような人達が人口で占める割合が増えている欧米の白人での観察から判ってきたことは，露出部の皮膚癌発生率の極めて高いことと，その癌が一般のひとたちとちがい，扁平上皮癌が圧倒的に多いこと，悪性黒色腫の多いことです．すなわち，紫外線発癌による扁平上皮癌や悪性黒色腫は基底細胞癌よりも免疫源性が高いため，正常人では発生率が低く抑えられているようです．

12・5・5. そのほかの悪性腫瘍

　老人に多い悪性腫瘍としては付属器すなわち，毛嚢，汗腺系，脂腺癌，メルケル細胞癌があります．いずれも，光老化の著明な露出部の皮膚の悪性腫瘍を疑われた腫瘍で，未分化の腫瘍細胞であっても，組織検査，とくに近年発展しつつある組織化学的手法により確実な分化の方向づけができます．

　治療は扁平上皮癌に準じて行います．

参 考 文 献

1) Aoyama H, Tanaka M, Hara M, Tabata N, Tagami H, Nummular eczema：An addition of senile xerosis and unique cutaneous reactivities to environmental aeroallergens. Dermatology 199(2)：135-139, 1999.
2) Balin AK, Kligman AM (eds)：Aging and the skin. Raven Press, New York, 1989.
3) Chu AC, Edelson RL (eds)：Malignant tumors of the skin. Arnold, London, 1999.
4) Gilchrest BA (eds)：Clinics in geriatic medicine. 5(1), Geriatric Dermatology. W.B. Sanders, Philadelphia, 1989.
5) Hara M, Kikuchi K, Watanabe M, Denda M, Koyama J, Nomura J, Horii I, Tagami H：Senile xerosis；functional, morphological, and biochemical studies. J Jeriatr Dermatol 1：111-120, 1993.
6) Horii I, Nakayama Y, Obata M, Tagami H：Stratum corneum hydration and amino acid content in xerotic skin. Br J Dermatol 121：587-92, 1989.
7) Kikuchi-Numagami K, Suetake T, Yanai M, Takahashi M, Tanaka M, Tagami H：Functional and morphological studies of photodamaged skin on hands of middle-aged Japanese golfers. Eur J Dermatol 10：277-281, 2000.
8) Kligman AM：Perspectives and problems in cutaneous gerontology. J Invest Dermatol 73：39-46, 1979.
9) Otsuka F, Shimada S, Ishibashi Y, et al：Porokeratosis as a premalignmant condition o fthe skin. Cancer 63：891-896, 1989.
10) Marks R：Skin disease in old age. Martin Dunitz, London, 1987.
11) Sayama S, Tagami H：Treatment of keratoacanthoma with intralesional bleomycin. Br J Dermatol 109：449-452, 1983.
12) Tabata N, O'Goshi K, Zhen YX, Kligman AM, Tagami H：Biophysical assessment of persistent effects of moisturizers after their daily applications：evaluation of corneotherapy. Dermatol 220：308-313, 2000.
13) Tagami H, Ogino A：Kerosine dermatitis. Factors affecting skin irritability to kerosine. Dermatologica 146：123-131, 1973.
14) Tagami H, Watanabe S, Ofuji S, Minami K：Trichophytin contact sensitivity in patients with dermatophytosis. Arch-Dermatol 113：1409-1414, 1977.
15) Tagami H, Ginoza M, Imaizumi S, Urano-Suehisa S：Successful treatment of chromoblastomycosis with topical heat therapy. J Am Acad Dermatol 10：615-619, 1984.

16) Tagami H, Parrish JA, Ozawa T : SKIN. Interface of a living system. Perspective for skin care system in the future. Elsevier, Amsterdam, 1998.
17) Tanaka M, Aiba S, Matsumura N, Aoyama H, Tagami H : Prurigo nodularis consists of two distinct forms : early-onset atopic and late-onset non-atopic. Dermatology 190 : 269-276, 1995.
18) Tezuka T : Electron-microscopic changes in xerosis senilis epidermis. Its abnormal membrane-coating granule formation. Dermatologica 166 : 57-61, 1983.
19) Ya-Xian Z, Suetake T, Tagami H : Number of cell layers of the stratum corneum in normal skin ; relationship to the anatomical location on the body, age, sex and physical parameters. Arch Dermatol Res 291 : 555-559, 1999.
20) 今村貞夫, 小川秀興, 吉川邦彦：皮膚科MOOK 20. 老化と皮膚. 金原出版, 1994.
21) 今山修平：シワの成因と紫外線による増強のメカニズム. Fragrance Journal 11 : 21-28, 1992.
22) 中嶋弘, 長谷哲男：皮膚悪性腫瘍診療の実際. 基礎から臨床まで. メジカルセンス, 1999.
23) 及川忠人, 伊崎誠一：高齢者の介護とスキンケア. 丸善出版, 2000.
24) 大沢淳子, 池沢善郎：薬疹 20. 皮膚科Mook, 老化と皮膚. p119-124, 金原出版, 1994.
25) 岡田裕之, 大西誉光, 渡辺晋一：Clear cellを伴ったBowen病のkeratin発現の免疫組織学的検討. Skin Cancer 13 : 253-257, 1998.
26) 田上八朗：局所ステロイド塗布の皮膚に対する影響. 皮膚科紀要 66：1-45, 1971.
27) 田上八朗：老化皮膚の機能的解析 I. 経皮吸収. 皮膚紀要 67 : 131-138, 1972.